Carsten Drude, Myrèse Larkamp
**Arbeitsbuch Pflege Heute**

Carsten Drude, Myrèse Larkamp

# Arbeitsbuch Pflege Heute

5. Auflage

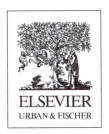

URBAN & FISCHER  München

**Zuschriften an:**
Elsevier GmbH, Urban & Fischer Verlag, Hackerbrücke 6, 80335 München
E-Mail: pflege@elsevier.de

**Wichtiger Hinweis für den Benutzer**
Die Erkenntnisse in Pflege und Medizin unterliegen einem laufenden Wandel durch Forschung und klinische Erfahrungen. Herausgeber und Autoren dieses Werkes haben große Sorgfalt darauf verwendet, dass die in diesem Werk gemachten therapeutischen Angaben (insbesondere hinsichtlich Indikation, Dosierung und unerwünschter Wirkungen) dem derzeitigen Wissensstand entsprechen. Das entbindet den Nutzer dieses Werkes aber nicht von der Verpflichtung, anhand weiterer schriftlicher Informationsquellen zu überprüfen, ob die dort gemachten Angaben von denen in diesem Werk abweichen und seine Verordnung in eigener Verantwortung zu treffen.
Geschützte Warennamen (Warenzeichen) werden in der Regel besonders kenntlich gemacht ($^{®}$). Aus dem Fehlen eines solchen Hinweises kann jedoch nicht automatisch geschlossen werden, dass es sich um einen freien Warennamen handelt.

**Bibliografische Information der Deutschen Nationalbibliothek**
Die Deutsche Nationalbibliothek verzeichnet diese Publikation in der Deutschen Nationalbibliografie; detaillierte bibliografische Daten sind im Internet über http://www.d-nb.de/ abrufbar.

**Alle Rechte vorbehalten**
5. Auflage 2012
1. Auflage 1999
© Elsevier GmbH, München
Der Urban & Fischer Verlag ist ein Imprint der Elsevier GmbH.

12  13  14  15  16        5  4  3  2  1

Für Copyright in Bezug auf das verwendete Bildmaterial siehe Abbildungsnachweis.

Das Werk einschließlich aller seiner Teile ist urheberrechtlich geschützt. Jede Verwertung außerhalb der engen Grenzen des Urheberrechtsgesetzes ist ohne Zustimmung des Verlages unzulässig und strafbar. Das gilt insbesondere für Vervielfältigungen, Übersetzungen, Mikroverfilmungen und die Einspeicherung und Verarbeitung in elektronischen Systemen.

Um den Textfluss nicht zu stören, wurde bei Patienten und Berufsbezeichnungen die grammatikalisch maskuline Form gewählt. Selbstverständlich sind in diesen Fällen immer Frauen und Männer gemeint.

Planung: Martina Lauster, München
Lektorat: Dagmar Wiederhold, München
Redaktion: Claudia Flüss, München
Herstellung: Gabriele Reuter, München; Kerstin Wilk, Leipzig
Satz: abavo GmbH, Buchloe/Deutschland; TnQ, Chennai/Indien
Druck und Bindung: L.E.G.O. S.p.A., Lavis (TN)/Italien
Umschlaggestaltung: SpieszDesign, Neu-Ulm
Titelfotografie: monkeybusinessimages, istockphoto.com (oben links); Corbis (oben Mitte); izusek, istockphoto.com (unten links); A. Walle, Hamburg (unten Mitte); nickfree, istockphoto.com (rechts)

ISBN Print 978-3-437-26652-2
ISBN e-Book 978-3-437-59044-3

Aktuelle Informationen finden Sie im Internet unter **www.elsevier.de** und **www.elsevier.com**

# Inhaltsverzeichnis

**Aufgaben** .................................................................... 1

| | | |
|---|---|---|
| 1 | Menschenbilder und Ethik ................................................ | 3 |
| 2 | Professionelles Pflegehandeln ............................................ | 6 |
| 3 | Pflege im Gesundheitswesen ............................................. | 9 |
| 4 | Pflegewissenschaft ....................................................... | 14 |
| 5 | Lebensphasen ........................................................... | 18 |
| 6 | Pflege als Interaktion .................................................... | 22 |
| 7 | Patienten- und Familienedukation: Informieren – Schulen – Beraten ........ | 26 |
| 8 | Gesundheitsförderung und Prävention .................................... | 30 |
| 9 | Rehabilitation ........................................................... | 34 |
| 10 | Palliativpflege ........................................................... | 38 |
| 11 | Pflegeprozess ........................................................... | 41 |
| 12 | Beobachten, Beurteilen und Intervenieren ................................. | 45 |
| 13 | Sofortmaßnahmen in der Pflege .......................................... | 56 |
| 14 | Der Weg zur Diagnose und die Mithilfe der Pflegenden bei der Diagnosefindung ...... | 61 |
| 15 | Heilmethoden und Aufgaben der Pflegenden bei der Therapie .............. | 65 |
| 16 | Pflege von Menschen mit Herzerkrankungen ............................... | 71 |
| 17 | Pflege von Menschen mit Kreislauf- und Gefäßerkrankungen ............... | 78 |
| 18 | Pflege von Menschen mit Lungenerkrankungen ........................... | 82 |
| 19 | Pflege von Menschen mit Erkrankungen des Magen-Darm-Trakts ........... | 87 |
| 20 | Pflege von Menschen mit Erkrankungen von Leber, Gallenwegen, Pankreas und Milz ... | 92 |
| 21 | Pflege von Menschen mit endokrinologischen, stoffwechsel- und ernährungsbedingten Erkrankungen ...................................... | 96 |
| 22 | Pflege von Menschen mit hämatologischen und onkologischen Erkrankungen ........ | 102 |

| 23 | Pflege von Menschen mit rheumatischen Erkrankungen | 107 |
| --- | --- | --- |
| 24 | Pflege von Menschen mit orthopädischen Erkrankungen | 111 |
| 25 | Pflege von Menschen mit traumatologischen Erkrankungen | 115 |
| 26 | Pflege von Menschen mit Infektionskrankheiten | 120 |
| 27 | Pflege von Menschen mit Erkrankungen des Immunsystems | 123 |
| 28 | Pflege von Menschen mit Haut- und Geschlechtskrankheiten | 126 |
| 29 | Pflege von Menschen mit Erkrankungen der Niere und der ableitenden Harnwege | 130 |
| 30 | Pflege von Frauen mit gynäkologischen Erkrankungen und bei Schwangerschaft, Geburt und Wochenbett | 135 |
| 31 | Pflege von Menschen mit Augenerkrankungen | 141 |
| 32 | Pflege von Menschen mit Hals-Nasen-Ohren-Erkrankungen | 144 |
| 33 | Pflege von Menschen mit neurologischen und neurochirurgischen Erkrankungen | 149 |
| 34 | Pflege von Menschen mit psychischen Erkrankungen | 154 |
| | **Lösungen** | **157** |

# Vorwort

Das Arbeitsbuch zu *Pflege Heute, 5. Auflage* eignet sich – gerade in Kombination mit diesem Referenzwerk – zur Wiederholung, Vertiefung, Nachbearbeitung und Prüfungsvorbereitung in der Ausbildung aller Pflegeberufe. Durch seine Struktur mit Aufgabenstellung und Lösung und der unterschiedlichen Art der Aufgaben bietet das Arbeitsbuch eine kurzweilige Möglichkeit, das eigene Wissen zu überprüfen und neues Wissen zu erlangen.

## Was ist neu?

Zahlreiche neue Aufgaben sind hinzugekommen. Die aus der 4. Auflage übernommenen Aufgaben wurden überarbeitet und an die neue Gliederung in Pflege Heute angepasst.
Eine zentrale Änderung basiert auf den zahlreichen Zuschriften, Rückmeldungen und Befragungen von Auszubildenden und Lehrenden in den verschiedenen Pflegeausbildungen:
Freie Aufgabentypen, die in der 4. Auflage des Arbeitsbuches zum Transferlernen auffordern sollten, sind in der aktuellen Auflage nicht mehr enthalten. Dafür sind zahlreiche neue Aufgaben hinzugekommen, die sich noch enger am Referenzwerk, *Pflege Heute,* orientieren. Die Autoren haben versucht, einen Querschnitt aus allen Kapiteln abzubilden, der auch dem jeweiligen Umfang des Kapitels entspricht. Dieses bemerkt man besonders beim Kapitel 12, zu dem überdurchschnittlich viele Aufgaben erstellt wurden.
Die bereits in der 4. Auflage des Arbeitsbuches enthaltene Methode der „Strukturlegetechnik" ist als einzige Transfermethode beibehalten worden, da sie sich ideal zur Wiederholung eignet, dabei aber Spielräume für die Bearbeitung lässt.
Die einleitenden Texte zu den Aufgaben wurden etwas umfangreicher als in der letzten Auflage gestaltet, sodass der Leser inhaltlich an die Fragestellung herangeführt wird.

## Hinweise zur Benutzung

Vor Bearbeitung der einzelnen Aufgaben bietet es sich an, die wichtigsten Inhalte der jeweilgen Kapitel noch einmal durchzulesen, bzw. die Unterrichtsmitschriften zu benutzen. Das Arbeitsbuch ist analog zu den Kapiteln in *Pflege Heute* aufgebaut und folgt dessen Gliederung. Das Originalwerk *Pflege Heute* sollte daher stets griffbereit sein, sodass die weiterführenden Inhalte zu den Aufgaben/Lösungen schnell nachgeschlagen werden können.
Die Bearbeitung selbst wird am besten mit einem Zusatzblatt/Notizblock durchgeführt, da die Aufgaben oft einen großen Bearbeitungsumfang haben, der nicht einfach mit „ja" oder „nein" beantwortet werden kann. So lässt sich das Arbeitsbuch auch öfter einsetzen, ohne dass die Antworten immer direkt abgelesen werden können.

## Strukturlegeplan

Bei der Erstellung eines Strukturlegeplanes geht es darum, Begriffe, Sachverhalte oder Bilder eines komplexen Themas zu ordnen und in eine sinnvolle Verbindung miteinander zu bringen. Zu Beginn der Aufgabenlösung finden Sie eine Sammlung und eine „natürliche" Unordnung der Begriffe vor. Sie als Lernende bringen nun eine individuelle Ordnung in diesen Sachverhalt und lernen so verschiedene Möglichkeiten kennen, „Wissen" darzustellen. Übertragen Sie die Begriffe z. B. auf Moderationskarten und ordnen sie logisch, oder – um Ihr Ergebnis zu „sichern" – kleben Sie die Karten auf einen größeren Bogen und verbinden die einzelnen Inhalte mit Pfeilen. Das Ergebnis ist eine visualisierte Darstellung einer Thematik.

# Autoren

### Carsten Drude

Krankenpfleger; Berufstätigkeit in verschiedenen Pflegebereichen, Schwerpunkte in der Anästhesie-/Intensivpflege; pflegerische Berufstätigkeit in der Schweiz (Akutpsychiatrie);
Studium der Pflegepädagogik an der FH Münster; Abschluss: Dipl.-Pflegewissenschaftler;
Stipendiat der Studienstiftung des Deutschen Volkes;
Dozententätigkeit an verschiedenen Bildungseinrichtungen/Krankenpflegeschulen im Gesundheitswesen;
Mehrjährige Tätigkeit als Schulungsmitarbeiter bei der Fa. easySoft (Software für Bildungseinrichtungen im Gesundheitswesen);
Seit 2005 Schulleiter und seit 2009 Geschäftsführer der Katholischen Schule für Gesundheits- und Pflegeberufe Dortmund gGmbH (Bildungseinrichtung für Aus-, Fort- und Weiterbildung im Gesundheitswesen);
Seit 2003 Lehrbeauftragter der Fachhochschule Münster; Fachbereich Pflege und Gesundheit (EDV und Schulorganisation);
2007–2009 Student des Masterstudiengangs Schulleitungsmanagement an der KatHo NRW in Köln. Abschluss: Master of Arts (M.A.).
Seit 2011 Mitglied des Vorstands im Bundesverband Lehrende Gesundheits- und Sozialberufe e.V. (BLGS); Mitglied des deutschen Bildungsrates für Pflegeberufe (DBR);
Herausgeber und Autor: Arbeitsbuch Pflege heute (2., 3. und 4. Auflage), Pflegeunterricht konkret, Unterrichtsmethoden in der Pflegeausbildung, Bunte Reihe Geistes- und Sozialwissenschaften, Klausur Pro.

### Myrèse Larkamp

Gesundheits- und Krankenpflegerin (Abschluss 2006); Berufstätigkeit in verschiedenen Pflegebereichen mit Schwerpunkt in der Herz-Thorax-Chirurgie;
Weiterbildung zur Praxisanleiterin 2009;
Seit 2010 Tätigkeit als freigestellte Praxisanleiterin an der Katholischen Schule für Gesundheits- und Pflegeberufe Dortmund gGmbH;
Seit 2010 Studentin der Berufspädagogik im Gesundheitswesen an der Fachhochschule Münster.

# Abbildungsnachweis

Der Verweis auf die jeweilige Abbildungsquelle befindet sich bei allen Abbildungen im Buch am Ende des Legendentextes in eckigen Klammern. Alle nicht besonders gekennzeichneten Grafiken und Abbildungen © Elsevier GmbH, München.

| | |
|---|---|
| L138 | M. Kosthorst, Borken |
| L142 | E. Liebermann, Steingaden |
| L190 | G. Raichle, Ulm |
| L215 | S. Weinert-Spieß, Neu-Ulm |

# Aufgaben

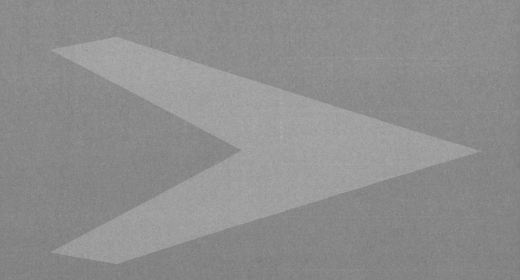

# 1 Menschenbilder und Ethik

## Aufgabe 1.1
➤ PH Kap. 1.1.2

Wissenschaftliche Menschenbilder

Durch systematisches Nachdenken über den Menschen entstehen **wissenschaftliche Menschenbilder** mit allgemeingültigen Aussagen über den Menschen. Jede Einzelwissenschaft beschäftigt sich jedoch nur mit Teilaspekten des Menschen. Fassen Sie die Kernelemente der folgenden Menschenbilder kurz (stichpunktartig) zusammen:

Tab. 1.1

| Menschenbild | Kernelemente |
|---|---|
| **Naturwissenschaftliches** | |
| **Sozialwissenschaftliches** | |
| **Kultur- und gesellschaftswissenschaftliches** | |
| **Philosophisches** | |
| **Theologisches** | |

## Aufgabe 1.2
➤ PH Kap. 1.2.3

Rechtliche Grundlagen pflegerischen Handelns

Auf der Basis des Grundgesetzes hat der Gesetzgeber **allgemeine Rechtsnormen** erlassen, um die Grundrechte des einzelnen Menschen zu schützen. Nennen Sie Rechtsnormen im Bereich der Betreuung von pflegebedürftigen Menschen.

___
___
___
___

> PH Kap. 1.3.1

## Aufgabe 1.3

Soziales Miteinander

Jede Gruppe hat ihre Regeln und Handlungskonventionen, nach denen ihr **soziales Miteinander** funktioniert. Erläutern Sie in eigenen Worten folgende Begriffe.

| Norm | |
|---|---|
| Normativ | |
| Moral | |
| Moralisch | |
| Kultur | |

> PH Kap. 1.3.3

## Aufgabe 1.4

Der Begriff **Ethik** spielt im Pflegeberuf eine große Rolle, doch was bedeutet dieser Begriff eigentlich? Und was ist dann ethisch? Formulieren Sie für jeden der beiden Begriffe eine Definition.

| Ethik | |
|---|---|
| Ethisch | |

> PH Kap. 1.4

## Aufgabe 1.5

Pflegeethik

Stellen Sie sich folgende Situation vor: Sie betreten ein Patientenzimmer und sehen, dass Herr F., ein 54-jähriger Patient, der vor drei Tagen mit einem Herzinfarkt in die Klinik eingeliefert wurde, aufgeregt im Bett sitzt. Bestimmend sagt er: „Bitte bringen Sie mir sofort einen Nachtstuhl!" Sie wissen, dass der Patient nach dem Behandlungsstandard noch Bettruhe einhalten soll. Erläutern Sie die hier auftretende Problematik und beschreiben Sie weitere Fallbeispiele mit ähnlichen Situationen.

_____

_____

_____

_____

_____

## Aufgabe 1.6

> PH Kap. 1.5.3

Ethik in Organisationen

Das **Ethikkomitee** ist ein Gremium, welches sich innerhalb einer Einrichtung mit häufig wiederkehrenden ethischen Problemstellungen des Unternehmens beschäftigt. Dabei bestimmen **Legalität** (Handlung entspricht rechtlichen Bestimmungen) und **Legitimität** (Handlung entspricht einer ethischen Überlegung) die ethischen Entscheidungen des Ethikkomitees. Ordnen Sie die Handlungen den korrekten Begriffen zu.

| | |
|---|---|
| A  Legal, aber nicht legitim | 1  Ein Patient wird getötet. |
| B  Legal und legitim | 2  Einem nahen Verwandten wird eine Information von einem Patienten ohne dessen Einverständnis mitgeteilt. |
| C  Nicht legal, aber legitim | 3  Unfreundliches Verhalten dem Patienten gegenüber. |
| D  Nicht legal und nicht legitim | 4  Die Einverständniserklärung für eine Operation wird mit dem Patienten verständlich besprochen. |

Antwort: A __ B __ C __ D __

# 2 Professionelles Pflegehandeln

> PH Kap. 2.1

## Aufgabe 2.1

Um die derzeitige Situation der beruflichen Pflege zu verstehen, ist das Wissen um die geschichtliche Entwicklung der Pflege von großer Bedeutung. Wie lange gibt es „die Pflege" schon? Wann und wo nahm die **Entwicklung der beruflichen Pflege** in Deutschland ihren Anfang? Erläutern Sie die ersten Entwicklungsschritte.

> PH Kap. 2.1.2

## Aufgabe 2.2

Persönlichkeiten der Pflegegeschichte

Hier finden Sie einige Namen berühmter Pflegepersonen. In welcher zeitlichen Epoche haben diese Personen gelebt? Was haben sie für die Pflege und die berufliche Entwicklung der Pflege bewirkt?

Franz Anton May

Friederike und Theodor Fliedner

Florence Nightingale

_____

_____

_____

_____

## Aufgabe 2.3 ➤ PH Kap. 2.1.2

Agnes Karll und die BO

Wer war *Agnes Karll* und welche Rolle spielte sie für die Modernisierung des Pflegeberufes? Wofür stehen in diesem Zusammenhang die Abkürzungen *BO* und *DBfK*?

Agnes Karll

_____

_____

_____

_____

BO/DBfK

_____

_____

_____

## Aufgabe 2.4 ➤ PH Kap. 2.2.1

Kompetenzen und Qualifikationen

In den Ausbildungszielen der verschiedenen Pflegeberufe wird stets die **berufliche (pflegerische) Handlungskompetenz** als oberstes Primat angegeben. Diese lässt sich in vier Teilkompetenzen gliedern, die weithin anerkannt sind. Welche Teilkompetenzen sind in Ihrer Ausbildung zu fordern und zu fördern?

A _____

B _____

C _____

D _____

> PH Kap. 2.1.3

## Aufgabe 2.5

Pflegeausbildungen im Vergleich

Ergänzen Sie die leeren Felder in der Tabelle.

**Tab. 2.1**

|  | Gesetzliche Grundlage der Ausbildung und Prüfung | Dauer der Ausbildung | Berufsbezeichnung |
|---|---|---|---|
| Gesundheits- und Krankenpflege |  |  |  |
| Gesundheits- und Kinderkrankenpflege |  |  |  |
| Gesundheits- und Krankenpflegehilfe, Pflegeassistenz |  |  |  |
| Altenpflege |  |  |  |
| Altenpflegehilfe |  |  |  |

> PH Kap. 2.2.4,
> PH Kap. 2.2.5

## Aufgabe 2.6

Fort- und Weiterbildungen in der Pflege

Eine stetige Bereitschaft, das Fachwissen und -können auf einem hohen Stand zu halten, ist unbedingte Voraussetzung für die Berufsqualifikation. Daher gibt es auch in den Pflegeberufen zahlreiche **Fort- und Weiterbildungen.** Erläutern Sie den Unterschied zwischen einer Fortbildung und einer Weiterbildung. Nennen Sie Beispiele für beide Bereiche.

Fortbildung:
_____
_____
_____
_____

Weiterbildung:
_____
_____
_____
_____

# 3 Pflege im Gesundheitswesen

## Aufgabe 3.1
> PH Kap. 3.1

Pflege im Gesundheitswesen

Nennen Sie mindestens vier Gründe, weshalb der Bedarf an **häuslicher Pflege** in Deutschland zunimmt.

## Aufgabe 3.2
> PH Kap. 3.2.1

Krankenhausfinanzierung

Was ist im Krankenhausfinanzierungsgesetz unter anderem geregelt? Wie setzt sich die Finanzierung der Krankenhäuser zusammen?

**DRG**

Wofür steht in diesem Zusammenhang die Abkürzung DRG?

Was ist damit gemeint?

> PH Kap. 3.2.3

## Aufgabe 3.3

Leistungserfassung in der stationären Pflege

Warum werden die Leistungen der stationären Pflege bzw. der Pflegeaufwand erfasst? Geben Sie mindestens vier Gründe an.

_____

_____

_____

_____

_____

_____

_____

_____

> PH Kap. 3.3.1

## Aufgabe 3.4

Krankenhausarten

Ordnen Sie den Begriffen auf der linken Seite die jeweils korrekte Erläuterung auf der rechten Seite zu.

| | |
|---|---|
| A Langzeitkrankenhäuser | 1 Behandeln Patienten mit einer akuten Erkrankung. |
| B Akutkrankenhäuser | 2 Therapieren bestimmte Patienten, z. B. mit Querschnittslähmungen, nach Abschluss der Akutversorgung weiter. Der Schwerpunkt liegt in der Rehabilitation. |
| C Sonderkrankenhäuser | 3 Sind für Patienten vorgesehen, die eine teilstationäre Behandlung benötigen, z. B. Tages- oder Nachtkliniken. |
| D Krankenhausergänzende Einrichtungen | 4 Behandeln nur bestimmte Patientengruppen, z. B. chronisch oder psychisch Kranke. Zu dieser Kategorie gehören auch Gefängniskrankenhäuser. |

Lösung: A __ B __ C __ D __

# Aufgabe 3.5

> PH Kap. 3.4.3

Pflegesysteme

Als **Pflegesystem** wird die jeweilige (Arbeits-)Organisationsform der Pflege einer Station oder einer Einrichtung bezeichnet, mit der wichtige Merkmale in den Arbeitsabläufen sowie die Verantwortungsbereiche der Pflegenden festgelegt sind. Erläutern Sie die Kennzeichen des jeweiligen Systems anhand der in der Tabelle vorgegebenen Kriterien.

**Tab. 3.1**

| | Funktionspflege | Bereichspflege | Primary Nursing |
|---|---|---|---|
| Sicht des Patienten | | | |
| Gültigkeit pflegerischer Entscheidungen | | | |
| Reflexion – Möglichkeit, die eigene Pflege zu beurteilen und dazuzulernen | | | |
| Qualifikation der Pflegenden | | | |
| Zeitfaktor | | | |
| Flexibilität bei wechselnder Belegung oder Personalstärke | | | |
| Auswirkungen auf die Pflegequalität | | | |
| Einarbeitung neuer Mitarbeiter, Ausbildung | | | |
| Materialvorhaltung | | | |

➤ PH Kap. 3.4.4

## Aufgabe 3.6

Auswirkungen der Schichtarbeit

Alle Menschen unterliegen einem zirkadianen Biorhythmus, in dem Phasen größerer und geringerer Leistungsfähigkeit einander abwechseln. Die **Schichtarbeit** nimmt darauf keine Rücksicht. Erläutern Sie die angegebenen Begriffe und nennen Sie Beispiele.

| Biologische Desynchronisation | |
|---|---|
| Soziale Desynchronisation | |
| Schlafstörungen | |
| Fehlleistungen und Unfälle | |
| Gesundheitsbeschwerden | |

➤ PH Kap. 3.4.4

## Aufgabe 3.7

Selbstpflege im Nachtdienst

Die erholsamste Schlafphase erlebt der Mensch zwischen 22 Uhr abends und 3 Uhr morgens. Sie lässt sich tagsüber nicht nachholen. Tragen Sie in die Tabelle Maßnahmen ein, um eine übermäßige Belastung des Körpers zu vermeiden (linke Spalte) und um nach dem Nachtdienst wieder in den „normalen" Tagesrhythmus zu kommen (rechte Spalte).

Tab. 3.2

| Vermeidung von Überlastung | Tipps für den „normalen" Rhythmus |
|---|---|
| | |

➤ PH Kap. 3.4.4

## Aufgabe 3.8

Übergabe zum Nachtdienst

Zu **Beginn des Nachtdienstes** informiert sich die Pflegekraft ausführlich über die ihr anvertrauten Patienten und die Station. Welche Aspekte sind in diesem Zusammenhang besonders wichtig?

_____

_____

## Aufgabe 3.9

> PH Kap. 3.5.3

Soziale Sicherung

Tragen Sie in die freien Säulen der Abbildung die korrekten Begriffe ein.

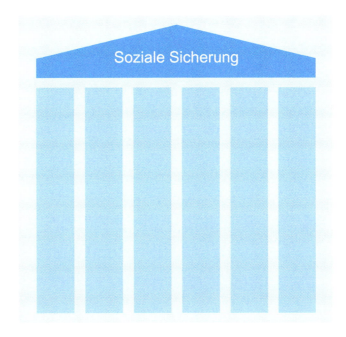

**Abb. 3.1** Die Säulen der sozialen Sicherung.

## Aufgabe 3.10

> PH Kap. 3.6.1

Bewertung der Qualität

In der **Bewertung der Qualität** geht es hauptsächlich um die Bewertung der Prozesse und deren Ergebnisse. Hierzu kann der von *W. Edwards Deming* in den 1950er Jahren erstellte **PDCA-Zyklus** genutzt werden. Wofür stehen diese Buchstaben?

P _____

D _____

C _____

A _____

# 4 Pflegewissenschaft

> PH Kap. 4.1.1

## Aufgabe 4.1

Definition Pflegewissenschaft
Erläutern Sie den Begriff Pflegewissenschaft.

_____

_____

_____

> PH Kap. 4.2.2

## Aufgabe 4.2

Forschung und Pflegeforschung

Lesen Sie das Kapitel 4.2.2 in *Pflege Heute* durch. In diesem Kapitel wird deutlich, dass man generell zwei große **Forschungsansätze** unterscheidet: den **quantitativen** und den **qualitativen** Forschungsansatz. Sie unterscheiden sich nicht nur in der Art und Weise, wie Daten gesammelt, ausgewertet und interpretiert werden, sondern auch in ihrer Auffassung von Wirklichkeit und Wissenschaft. Füllen Sie die unten stehende Tabelle aus und machen Sie so die Unterschiede der qualitativen und quantitativen Forschung deutlich.

**Tab. 4.1**

| | Quantitative Forschung | Qualitative Forschung |
|---|---|---|
| **Grundorientierung** | | |
| **Verständnis von Wirklichkeit** | | |
| **Funktion von Wissenschaft** | | |
| **Ziel** | | |
| **Forschungslogik** | | |
| **Datenerhebung** | | |
| **Stichprobe** | | |
| **Daten** | | |

## Aufgabe 4.3

> PH Kap. 4.3.1

Theorien und Modelle der Pflege

Zur Weiterentwicklung der (Pflege-)Profession gehört die Entwicklung eigener **Theorien** und **Modelle** zur „Beschreibung, Erklärung und Interpretation pflegerischer Praxis". Definieren Sie die Begriffe Theorie und Modell.

| Theorie | |
|---|---|
| Modell | |

## Aufgabe 4.4

> PH Kap. 4.3.1

Nennen Sie drei Gründe, warum Pflegetheorien und/oder -modelle für den beruflichen Alltag hilfreich sind.

_____
_____
_____
_____
_____
_____
_____
_____
_____

## Aufgabe 4.5

Phasen der Theorieentwicklung

Tragen Sie in der Tabelle die zentralen Entwicklungsschritte der Pflegetheorien zu den angegebenen Zeiträumen ein.

Tab. 4.2

| Zeitraum (ungefähr) | Zentrale Entwicklungsschritte |
|---|---|
| Bis 1950 | |
| 1950er Jahre | |
| 1960er Jahre | |
| 1970er Jahre | |
| 1980er und 1990er Jahre | |
| Ab Ende der 1980er Jahre | |

## Aufgabe 4.6

In der folgenden Tabelle wurden die **Pflegetheorien** unterteilt. Erläutern Sie diese Einteilung.

| Bedürfnistheorien | |
|---|---|
| Interaktionstheorien | |
| Humanistische Theorien | |
| Pflegeergebnistheorien | |

# Aufgabe 4.7

> PH Kap. 4.3.4

Bedürfnispyramide nach Abraham Maslow

*Maslow* geht von einer **Hierarchie der Bedürfnisse** aus. Seiner Ansicht nach wendet sich der Mensch nur dann „höheren" Bedürfnissen zu, wenn die Basisbedürfnisse befriedigt sind. Ergänzen Sie die Pyramide mit den korrekten Begriffen und Beispielen.

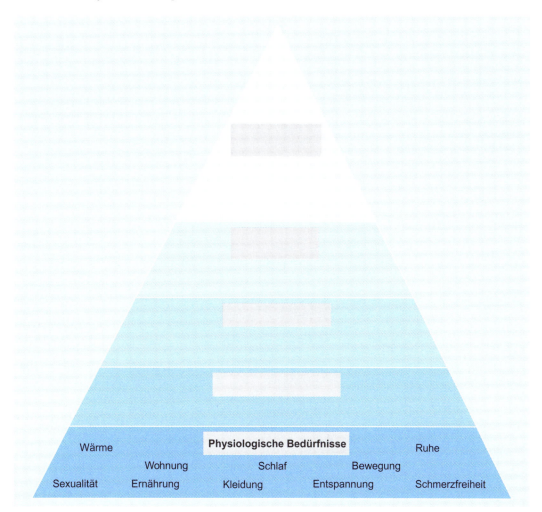

**Abb. 4.1** Bedürfnispyramide nach Maslow.

# 5 Lebensphasen

> PH Kap. 5

## Aufgabe 5.1

Menschliche Entwicklung

Der Mensch entwickelt sich ein Leben lang. Es gehört zu den zentralen Merkmalen des Lebens, immer wieder neu auf veränderte Umweltbedingungen zu reagieren, sich mit ihnen auseinanderzusetzen, Erfahrungen zu sammeln, reifer und weiser zu werden. Nennen Sie die drei zentralen Faktoren, die Einfluss auf die menschliche Entwicklung nehmen.

> PH Kap. 5.1.1

## Aufgabe 5.2

Konzepte der Persönlichkeitsentwicklung

Innerhalb der **Entwicklungspsychologie** gibt es verschiedene Strömungen, die jedem der drei Faktoren aus Aufgabe 5.1 ein unterschiedliches Gewicht beimessen. Welche Entwicklungsmodelle kennen Sie? Nennen Sie vier Modelle.

> PH Kap. 5.2

## Aufgabe 5.3

Sozialisation

Definieren Sie den Begriff **Sozialisation.**

## Aufgabe 5.4

> PH Kap. 5.2.1

Der **Sozialisationsprozess** *(Vorgang der Sozialisation)* teilt sich in drei Phasen, die als primäre, sekundäre und tertiäre Sozialisation bezeichnet werden. Erläutern Sie diese drei Phasen und beschreiben Sie jeweils ihren Ablauf.

| Primäre Sozialisation | |
|---|---|
| Sekundäre Sozialisation | |
| Tertiäre Sozialisation | |

## Aufgabe 5.5

> PH Kap. 5.5.1

Pränatale Entwicklung

Die **pränatale** *(vorgeburtliche)* **Entwicklung** ist zum Großteil genetisch vorprogrammiert, aber auch hier machen sich bereits Umwelteinflüsse bemerkbar. Tragen Sie in die linke Spalte der Tabelle mögliche schädigende Einflüsse/Einflussfaktoren und in die rechte Spalte potenzielle Auswirkungen dieser Noxen ein.

**Tab. 5.1**

| Schädigende Einflüsse | Mögliche Auswirkungen (Bsp.) |
|---|---|
| | |
| | |
| | |
| | |
| | |

> PH Kap. 5.5.2

## Aufgabe 5.6

Primitivreflexe des Neugeborenen

Erläutern Sie stichpunktartig die aufgeführten Primitivreflexe des Neugeborenen und tragen Sie den ungefähren Zeitpunkt des Verschwindens des jeweiligen Reflexes in die Tabelle ein.

**Tab. 5.2**

| Primitivreflex | Beschreibung | Zeitpunkt des Verschwindens |
|---|---|---|
| Schreitphänomen | | |
| Saugreflex | | |
| Oraler Suchreflex | | |
| Umklammerungsreflex | | |
| Handgreifreflex | | |
| Asymmetrisch-tonischer Nackenreflex | | |
| Fußgreifreflex | | |

> PH Kap. 5.5.6

## Aufgabe 5.7

Prävention im Erwachsenenalter

**Prävention** und **Gesundheitsförderung** bedeuten in dieser Lebensphase häufig ein Hinwirken auf einen „vernünftigen, maßhaltenden" Lebensstil. Nennen Sie die allgemeinen Untersuchungen/Checks, die im Erwachsenenalter empfohlen werden.

# Aufgabe 5.8

> PH Kap. 5.5.7

Alter

Der **Alterungsprozess** und die Entwicklung chronischer Krankheiten unterliegen großen individuellen Schwankungen. Erläutern Sie in diesem Zusammenhang die folgenden Begriffe.

| Biografisches Alter | |
|---|---|
| Biologisches Alter | |
| Soziales Alter | |

# Aufgabe 5.9

> PH Kap. 5.5.7

Multimorbidität

Charakteristisch für den alten Menschen ist, dass infolge natürlicher oder krankhaft beschleunigter Alterungsvorgänge nicht nur ein, sondern viele Organe in ihrer Leistung oder Leistungsreserve eingeschränkt sind. Tragen Sie die jeweiligen medizinischen Probleme/Erkrankungen in die Abbildung ein.

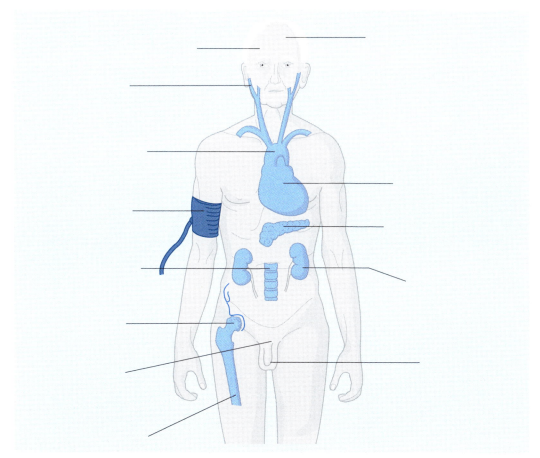

**Abb. 5.1** Häufige medizinische Probleme des älteren Menschen. [L190]

# 6 Pflege als Interaktion

> PH Kap. 6.2.1

## Aufgabe 6.1

Kommunikation: Gespräche im Pflegeprozess

Es gibt einige zentrale **Gespräche im Pflegeprozess.** Sie können für einen speziellen Abschnitt im Pflegeprozess typisch sein, z. B. das Aufnahmegespräch im Stadium der Informationssammlung. Gespräche können aber auch zu verschiedenen Zeitpunkten stattfinden, wie die Pflegevisite oder das Gespräch zur Patientenentlastung. Ergänzen Sie die leeren Zellen der Tabelle und nutzen Sie dabei Ihre bisherigen Erfahrungen Ihrer praktischen Einsätze.

Tab. 6.1

|  | Aufnahmegespräch | Informationsgespräch | Beratungsgespräch | Krisengespräch | Entlastungsgespräch |
|---|---|---|---|---|---|
| Anlass |  |  |  |  |  |
| Ziele |  |  |  |  |  |
| Wann |  |  |  |  |  |
| Wer |  |  |  |  |  |
| Wo |  |  |  |  |  |
| Wie |  |  |  |  |  |

## Aufgabe 6.2

> PH Kap. 6.3.1

Kommunikationsmodell nach Watzlawick

Nennen Sie die fünf Grundsätze der Kommunikation nach dem **Kommunikationsmodell von Watzlawick.**

_____

_____

_____

_____

_____

## Aufgabe 6.3

> PH Kap. 6.3.2

Kommunikationsmodell nach Schulz von Thun

Der Psychologe *Friedemann Schulz von Thun* bezeichnet vier Ebenen der Kommunikation als das Quadrat der Nachricht. Dieses **Kommunikationsmodell** verdeutlicht, dass eine Nachricht viele Botschaften enthält, die mithilfe des Nachrichtenquadrats in vier Ebenen eingeordnet werden können. Benennen Sie die vier Ebenen einer Nachricht und erläutern Sie diese.

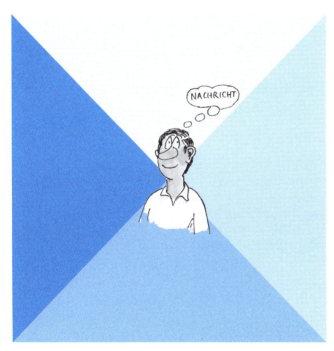

**Abb. 6.1** Das Quadrat der Nachricht. [L142]

## Aufgabe 6.4

Gesprächsführung: Aktives Zuhören

Beim **aktiven Zuhören** in einem Gespräch zwischen der Pflegekraft und einem Patienten gibt es einige Grundregeln. Welche Verhaltensweisen sind empfehlenswert und welche eher zu vermeiden? Tragen Sie diese Grundregeln in die Tabelle ein.

**Tab. 6.2**

| Empfehlenswert | Vermeiden |
|---|---|
|  |  |
|  |  |
|  |  |
|  |  |
|  |  |
|  |  |
|  |  |

## Aufgabe 6.5

Konfliktmanagement

Kommunikation und Konflikte hängen eng zusammen: Kommunikation bezeichnet wertfrei, was sich zwischen Menschen abspielt. Konflikt bedeutet zumindest etwas Unangenehmes, Unerwünschtes in den zwischenmenschlichen Beziehungen. Häufig sind Missverständnisse (als missglückte Kommunikation) eine wichtige Ursache von Konflikten. Zur Lösung eines Konflikts eignet sich ein bewusstes **Konfliktmanagement**. Benennen und beschreiben Sie die fünf Schritte des Konfliktmanagements.

# Aufgabe 6.6

> PH Kap. 6.6.1

Gruppe und Team

Was ist der Unterschied zwischen einer Gruppe und einem Team? Tragen Sie Merkmale von beiden in die Tabelle ein und beschreiben Sie die beiden Begriffe stichpunktartig.

**Tab. 6.3**

| Gruppe | Team |
|---|---|
|  |  |

# 7 Patienten- und Familienedukation: Informieren – Schulen – Beraten

> PH Kap. 7

## Aufgabe 7.1

Patientenedukation

Definieren Sie den Begriff der **Patientenedukation.**

_____

_____

_____

_____

> PH Kap. 7

## Aufgabe 7.2

Informieren, Schulen und Beraten

Definieren Sie die aufgeführten Begriffe und machen Sie die Unterschiede deutlich.

| Informieren | |
|---|---|
| Schulen | |
| Beraten | |

## Aufgabe 7.3

> PH Kap. 7.1.3

Voraussetzungen auf Seiten der Pflegenden zur Patientenedukation

Generell ist es im Rahmen der **Patientenedukation** günstig, wenn immer dieselben Pflegenden die Verantwortung für einen Patienten im Lernprozess übernehmen – Information, Beratung und Schulung sind deswegen auch Kernaspekte des Primary Nursing bzw. des Case-Managements. Über welche pädagogischen und psychologischen Kenntnisse sollten die Pflegenden daher verfügen?

_____

_____

_____

_____

_____

_____

_____

_____

_____

## Aufgabe 7.4

> PH Kap. 7.1.4

Mitarbeit der Patienten

Für eine dauerhaft erfolgreiche Behandlung eines Patienten ist dessen **Mitarbeit** entscheidend. Erfahrungen aus der Vergangenheit haben gezeigt, dass für diese Mitarbeit eine intensive Beschäftigung mit dem Patienten und dessen individueller Situation unverzichtbar ist. Erläutern Sie in diesem Zusammenhang die folgenden Fachbegriffe:

| Compliance | |
|---|---|
| Adherence | |

> PH Kap. 7.3

## Aufgabe 7.5

Mikroschulungen

Eine Form der Patientenschulung ist die sogenannte **Mikroschulung.** In der Pflege ist eine Vielzahl von Themen denkbar, die für eine standardisierte Mikroschulung aufbereitet werden können. Dabei sind die Struktur und die Schritte der Mikroschulungen immer gleich. Definieren Sie zunächst den Begriff Mikroschulung und erläutern Sie dann deren Struktur und Schritte.

**Tab. 7.1**

| Definition Mikroschulung | Struktur der Mikroschulung | Schritte der Mikroschulung |
|---|---|---|
| | | |

> PH Kap. 7.4.1

## Aufgabe 7.6

Beratungskompetenz in der Patientenberatung

Einige Menschen besitzen „von Haus aus" beraterische Fähigkeiten. Sie werden als „gute Zuhörer" bezeichnet und zeichnen sich durch Offenheit aus. Andere können ihre Fähigkeiten in Seminaren verbessern und wieder anderen fällt es grundsätzlich schwer, sich auf andere Menschen so einzustellen, dass diese – nach der **Patientenedukation** – ihren eigenen Weg gehen können. Dieser „eigene Weg" des Betroffenen ist jedoch Ziel und damit die Grundlage der Beratung. Welche Elemente zählen zu einer ausgeprägten Beratungskompetenz?

_____

_____

_____

_____

_____

## Aufgabe 7.7

PH 7.4.1

Voraussetzungen für einen gelungenen Beratungsprozess

Pflegende sollten über die drei aufgeführten **Kompetenzen** verfügen, damit ein gelungener **Beratungsprozess** stattfinden kann. Erläutern Sie diese drei Kompetenzen anhand der Beratung eines Patienten mit Inkontinenz.

| Feldkompetenz | |
|---|---|
| Beratungskompetenz | |
| Prozesskompetenz | |

# 8 Gesundheitsförderung und Prävention

> PH Kap. 8.1.1

## Aufgabe 8.1

Gesundheit – wissenschaftliche Definitionen

Erläutern Sie anhand der vorgegebenen Denkrichtungen eine Definition des Begriffs **Gesundheit**.

| Biologische Sicht | |
|---|---|
| Psychologische Sicht | |
| Soziologische Sicht | |

> PH Kap. 8.1.1

## Aufgabe 8.2

Gesundheit und Krankheit als biopsychosoziale Wechselwirkung

Der Einfluss des Wechselspiels von Körper, Psyche und sozialen Umständen auf die Gesundheit wurde lange unterschätzt. Heute ist man sich einig, dass eine **biopsychosoziale Wechselwirkung** existiert und Gesundheit und Krankheit von verschiedenen Einflussfaktoren (multifaktoriell) bestimmt werden. Tragen Sie in die Abbildung Beispiele für die genannten Einflussfaktoren ein.

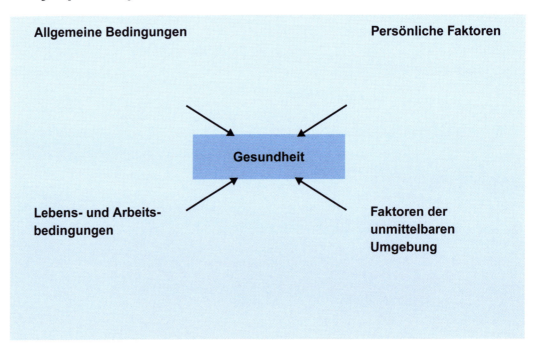

**Abb. 8.1** Einflussfaktoren auf die Gesundheit.

## Aufgabe 8.3

Gesundheitsförderung und Prävention

**Gesundheitsförderung und Prävention** haben das gemeinsame Ziel, den gesundheitlichen Zustand des Einzelnen zu erhalten. Dabei sind die Übergänge zwischen Prävention und Gesundheitsförderung fließend. Ergänzen Sie die leeren Zellen der Tabelle.

Tab. 8.1

|  | Gesundheits-förderung | Primäre Prävention | Sekundäre Prävention | Tertiäre Prävention |
|---|---|---|---|---|
| **Sichtweise** | Gesundheit fördern, Widerstandsressourcen stärken | Risiko minimieren, bevor Krankheit ausbricht | Krankheit frühzeitig erkennen, möglichst schon im symptomlosen Prodromalstadium | Verschlechterung (Chronifizierung) bei bestehender Erkrankung vermeiden, Komplikationen vermeiden |
| **Zielgruppe** |  |  |  |  |
| **Ziel** |  |  |  |  |
| **Beispiele/ Maßnahmen** |  |  |  |  |

## Aufgabe 8.4

Prävention

Die **Prävention** umfasst Maßnahmen, Krankmachendes zu (ver-)meiden und so (Rest-)Gesundheit zu erhalten. Benennen Sie die unterschiedlichen Zeitpunkte, Zielgruppen und Ansätze der Prävention.

Tab. 8.2

| Prävention | | |
|---|---|---|
| Wann (Zeitpunkt) | Wen (Zielgruppe) | Wie (Ansatz) |
|  |  |  |

## Aufgabe 8.5

Pathogenese und Salutogenese

Definieren und erläutern Sie die beiden Begriffe.

| Pathogenese | |
|---|---|
| Salutogenese | |

## Aufgabe 8.6

Stress

Wie würden Sie den Begriff **Stress** definieren?

___

___

Das **transaktionale Stressmodell nach Lazarus** versucht die individuellen Unterschiede im Stresserleben zu erklären: Bevor der Mensch einen Stressreiz (Stimulus) an sich heranlässt, nimmt er zwei Bewertungen vor. Welche sind dies? Erläutern Sie die beiden Bewertungsformen.

| 1. | |
|---|---|
| 2. | |

## Aufgabe 8.7

Gesundheitsförderung in Gesellschaft und Politik

Länderübergreifend wurden und werden immer wieder globale Konferenzen einberufen, auf denen globale Ziele zur **Gesundheitsförderung** formuliert werden. Nennen Sie die wichtigsten Kernaussagen der aufgeführten Konferenzen. Zu welcher Zeit fanden diese Konferenzen statt?

| Konferenz von Alma-Ata | |
|---|---|
| Ottawa-Charta | |
| Gesundheit 2000 | |
| Jakarta | |

# Aufgabe 8.8

> PH Kap. 8.3.2

Gesundheitsförderung und Prävention bei pflegenden Angehörigen

Welche Bereiche kann die Beratung pflegender Angehöriger umfassen? Stellen Sie sich dabei einen konkreten Patienten/Bewohner/Klienten vor.

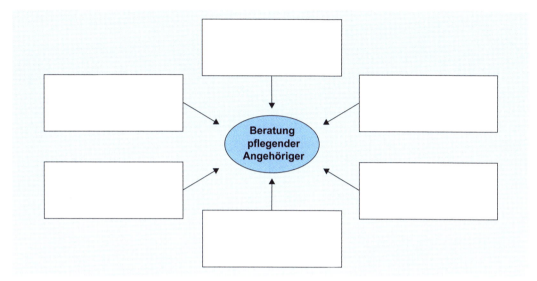

**Abb. 8.2** Beratung pflegender Angehöriger.

# 9 Rehabilitation

> PH Kap. 9

## Aufgabe 9.1

Verständnis von Rehabilitation

Der Begriff **Rehabilitation** (*lat.* re = wieder; habilitare = fähig machen) weist auf die Wiederherstellung, Wiedererlangung, Wiederaneignung von Fähigkeiten oder eines Zustands hin. Definieren Sie den Begriff „Rehabilitation" im Hinblick auf Ihre pflegerische Unterstützung/Ihre Pflegemaßnahmen.

_____

_____

> PH Kap. 9.2.2

## Aufgabe 9.2

ICF – Begriffsklärungen

Mit der Einführung des *Rehabilitationsrechts 2001,* dem Sozialgesetzbuch Band IX, haben sich viele der bis dahin geltenden Begriffe und die Ausrichtung der Rehabilitation geändert. Wesentlich geprägt wurde das Gesetz durch die internationale Klassifikation der Funktionsfähigkeit, Behinderung und Gesundheit (**ICF**, **I**nternational **C**lassification of **F**unctioning, Disability and Health). Tragen Sie die Bedeutung der aufgeführten Begriffe in die Tabelle ein.

Tab. 9.1

| Begriff | Bedeutung |
|---|---|
| **Behinderung** | |
| **Schwerbehinderung** | |
| **Funktionale Gesundheit** | |
| **Kontextfaktoren** | |
| **Körperfunktionen** | |
| **Körperstrukturen** | |
| **Schädigungen** | |
| **Aktivität** | |
| **Partizipation (Teilhabe)** | |
| **Beeinträchtigungen der Aktivität** | |
| **Beeinträchtigungen der Partizipation** | |

## Aufgabe 9.3

> PH Kap. 9.2.4

Träger der Rehabilitation

Nennen Sie die Träger der Leistungen (Rehabilitationsträger).

_____

_____

_____

_____

_____

_____

_____

## Aufgabe 9.4

> PH 9.2.4

Pflegehilfsmittel

Was sind im Sinne des SGB XI Pflegehilfsmittel und wie werden diese verordnet?

_____

_____

_____

_____

## Aufgabe 9.5

> PH Kap. 9.3.1

Pflegerische Rehabilitation

Vier Ziele pflegerischer Rehabilitation können unterschieden werden. Nennen und erläutern Sie diese.

| | |
|---|---|
| 1. | |
| 2. | |
| 3. | |
| 4. | |

➤ PH Kap. 9.4.2

## Aufgabe 9.6

Geriatrische Rehabilitation

Die **Rehabilitation alter Menschen** ist eng verbunden mit der Bedeutungszunahme, die pflegerische Rehabilitation in den letzten Jahren erfahren hat. Nennen Sie die Schwerpunkte pflegerischer Rehabilitation alter Menschen und tragen Sie diese in die Abbildung ein.

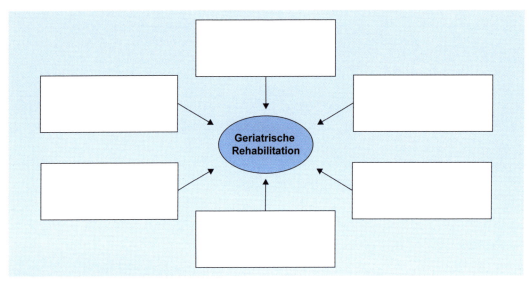

**Abb. 9.1** Geriatrische Rehabilitation.

➤ PH Kap. 9.5.1

## Aufgabe 9.7

Neurologische Rehabilitation – Barthel Index

Der **Barthel-Index** ist Mitte der 1960er Jahre zur Erhebung des Rehabilitationsbedarfs entwickelt worden. Er ist weit verbreitet, leicht handhabbar und erhebt zehn funktionelle Einschränkungen des täglichen Lebens. Nennen Sie diese (Achtung: Es handelt sich dabei NICHT um die ATLs).

___
___
___
___
___
___
___
___
___

# Aufgabe 9.8

> PH Kap. 9.5.3

Rehabilitation bei einem Patienten mit Asthma bronchiale

Neben der Patientenedukation zielt die **Rehabilitation** bei diesem Krankheitsbild auch auf die Linderung der Symptome und die Vermeidung von Komplikationen. Erläutern Sie, wie bei diesen Patienten eine Steigerung der genannten Kriterien erreicht werden kann.

Steigerung des Wohlbefindens

_____

_____

Steigerung der Aktivitäten

_____

_____

Steigerung des Durchhaltevermögens und der Kraft

_____

_____

Steigerung der Selbstkontrolle/des Selbstmanagements

_____

_____

# 10 Palliativpflege

> PH Kap. 10.1

## Aufgabe 10.1

Begriffsklärungen

Erläutern Sie die folgenden Begriffe mit eigenen Worten.

| Palliativpflege | |
|---|---|
| Palliativmedizin | |
| Thanatologie | |

> PH Kap. 10.1.1

## Aufgabe 10.2

Hospizbewegung

Die Hospizbewegung hat sich verschiedene Ziele gesetzt. Welche sind das? Tragen Sie Ihre Lösungen in die Zeichnung ein.

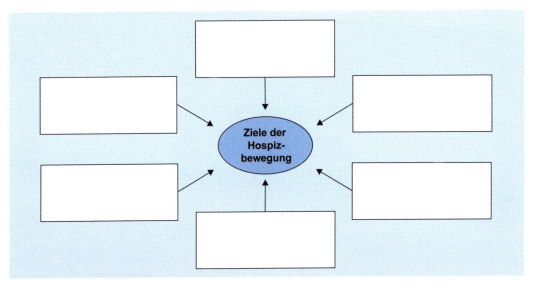

**Abb. 10.1** Ziele der Hospizbewegung.

## Aufgabe 10.3

> PH Kap. 10.5.1

Sterbebegleitung – Maßnahmen bei körperlichen Beschwerden

Bei **sterbenden Patienten** treten häufig komplexe Probleme auf: Zum Fortschreiten der Grunderkrankung gesellen sich oft Infektionen und Beeinträchtigungen verschiedener Organfunktionen. Was sind häufige (zusätzliche) Beschwerden, bei denen auch pflegerische Maßnahmen zur Linderung beitragen können?

___

___

___

___

___

___

___

## Aufgabe 10.4

> PH Kap. 10.2.4

Sterbehilfe

Ordnen Sie den Begriffen auf der linken Seite die jeweils korrekte Beschreibung auf der rechten Seite zu.

| | | | |
|---|---|---|---|
| A | Passive Sterbehilfe | 1 | Tötung von unheilbar Kranken als gezieltes und tätiges Herbeiführen des Todes. |
| B | Indirekte Sterbehilfe | 2 | Therapieabbruch oder Therapieverzicht beim todkranken Patienten. |
| C | Aktive Sterbehilfe | 3 | Gabe schmerzlindernder Mittel unter Inkaufnahme einer Lebensverkürzung. |

Lösung: A __ B __ C __

## Aufgabe 10.5

> PH Kap. 10.2.4

Sterbehilfe – juristische Betrachtung

Welchen Tatbestand erfüllt die aktive Sterbehilfe und in welchem Gesetzbuch ist dieser Tatbestand zu finden?

___

___

___

> PH Kap. 10.3

## Aufgabe 10.6

Welche Veränderungen der Vitalzeichen weisen auf den nahenden Tod eines Patienten hin?

_____

_____

_____

_____

> PH Kap. 10.3.1

## Aufgabe 10.7

Der **Todeszeitpunkt** wird heute mit dem definitiven Ausfall aller zerebralen Funktionen gleichgesetzt. Dieser irreversible Funktionsausfall des Gehirns, der Hirntod, ist auch das wissenschaftlich anerkannte Kriterium für den Tod des Menschen. Man unterscheidet aber noch weitere Zustände, bei denen im klinischen Alltag von „Tod" gesprochen wird. Erläutern Sie diese Zustände.

| Klinischer Tod | |
|---|---|
| Dissoziierter Hirntod | |
| Biologischer Tod | |

> PH Kap. 10.5.7

## Aufgabe 10.8

Fürsorge für Sterbebegleiter

Angesichts der vielen unheilbaren Krankheiten müssen **Sterbebegleiter** zunächst lernen, den Blick vom Unmöglichen – der Heilung aller Patienten – auf das Mögliche zu richten und die palliative Arbeit als sinnstiftend und wertvoll zu erleben. Nach *Andreas Heller* (Theologe, Sozial- und Pflegewissenschaftler) gibt es einige Grundannahmen und Grundvoraussetzungen, die für eine menschliche Begleitung Sterbender wichtig sind. Nennen Sie diese Dimensionen.

_____

_____

_____

_____

_____

_____

# 11 Pflegeprozess

## Aufgabe 11.1
> PH Kap. 11.1

Modelle des Pflegeprozesses

Die Beschreibung von *Fiechter* und *Meier* hat im deutschsprachigen Raum große Beachtung erlangt und wird in vielen Einrichtungen als Richtlinie für die Ausgestaltung des Pflegeprozesses und der Pflegedokumentation zugrunde gelegt. Tragen Sie die sechs Schritte des Pflegeprozesses in die Abbildung ein.

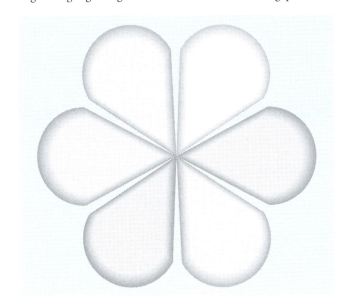

**Abb. 11.1** Pflegeprozess nach *Fiechter* und *Meier*.

## Aufgabe 11.2
> PH Kap. 11.2

Informationssammlung

Welche Informationsquellen können Sie als Pflegende für die Informationssammlung nutzen?

_____

_____

_____

_____

_____

_____

_____

> PH Kap. 11.2

## Aufgabe 11.3

Informationssammlung

Definieren Sie die angegebenen Begriffe.

**Tab. 11.1**

| Subjektive Informationen | Objektive Informationen |
|---|---|
|  |  |

> PH Kap. 11.3.1

## Aufgabe 11.4

Pflegeprobleme

Man unterscheidet generelle von individuellen Pflegeproblemen. Wo liegt der Unterschied?

**Tab. 11.2**

| Generelle Pflegeprobleme | Individuelle Pflegeprobleme |
|---|---|
|  |  |

> PH Kap. 11.3.2

## Aufgabe 11.5

Wofür steht die Abkürzung NANDA?

N _____

A _____

N _____

D _____

A _____

> PH Kap. 11.3.2

## Aufgabe 11.6

Womit befasst sich die NANDA?

_____

_____

_____

## Aufgabe 11.7

> PH Kap. 11.4

Pflegeziele

Welchen Kriterien muss ein Pflegeziel genügen bzw. wie sollte ein Pflegeziel formuliert werden?

___

## Aufgabe 11.8

> PH Kap. 11.7

Auswertung

Zur **Auswertung** *(Evaluation)* der durchgeführten Pflegemaßnahmen gehört die Überprüfung, inwieweit die erwarteten Ergebnisse (Zielerreichung) eingetreten sind. Mit welchen Fragen können Sie eine effektive Evaluation durchführen?

___

## Aufgabe 11.9

> PH Kap. 11.10

Pflegedokumentation

Nennen Sie sechs Ziele der Pflegedokumentation.

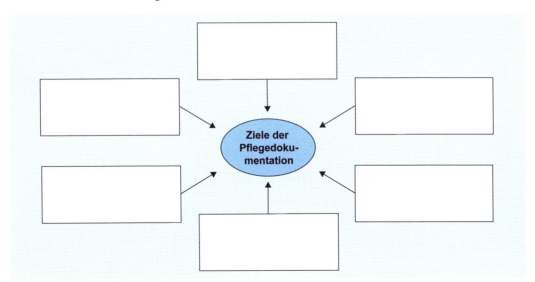

**Abb. 11.2** Ziele der Pflegedokumentation.

➤ PH Kap. 11.10

## Aufgabe 11.10

Dokumentationssystem

Um die Ziele aus Aufgabe 11.9 zu erreichen, muss das Dokumentationssystem bestimmte Anforderungen erfüllen. Beschreiben und begründen Sie diese.

Tab. 11.3

| Anforderung | Beschreibung und Begründung |
|---|---|
| Authentizität | |
| Sicherheit | |
| Eindeutigkeit | |
| Datenschutz | |
| Zeitliche Nähe | |

# 12 Beobachten, Beurteilen und Intervenieren

## Aufgabe 12.1
> PH Kap. 12.1.1

Beobachten, Beurteilen und Intervenieren sind pflegerische Kerntätigkeiten. Erläutern Sie den Unterschied zwischen **Beobachten** und **Wahrnehmen.**

Tab. 12.1

| Beobachten | Wahrnehmen |
|---|---|
|  |  |

> PH Kap. 12.2.4.5

## Aufgabe 12.2

Pathologische Atemmuster

Der Atemrhythmus kann sich physiologisch bei körperlichen Tätigkeiten verändern. **Pathologische Abweichungen des Atemrhythmus** treten meist in Verbindung mit Veränderungen der Atemfrequenz und der Atemintensität auf, sodass spezielle pathologische Atemmuster erkennbar sind. Zeichnen Sie das jeweilige pathologische Atemmuster in die Tabelle ein.

**Tab. 12.2**

| Bezeichnung | Atemmuster |
|---|---|
| Normale Ruheatmung | |
| Kussmaul-Atmung | |
| Cheyne-Stokes-Atmung | |
| Schnappatmung | |
| Biot-Atmung | |

## Aufgabe 12.3

> PH Kap. 12.3.1.2

Pulsbeobachtung

Die **Pulskontrolle** erfolgt stets zur Erfassung der Vitalsituation eines Menschen, z. B. bei der Aufnahme. Man unterscheidet den **zentralen** und den **peripheren Puls.** Benennen Sie die markierten Pulstaststellen.

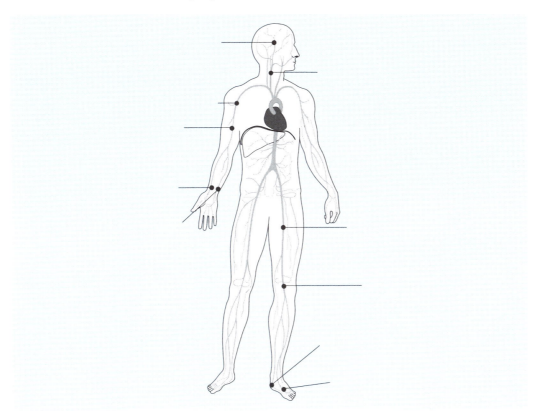

**Abb. 12.1** Geeignete Taststellen zur Pulsmessung. [L190]

## Aufgabe 12.4

> PH Kap. 12.3.2.1

Beobachtung des Blutdrucks – Begriffe

Erläutern Sie die Begriffe, die im Zusammenhang mit der Beobachtung des Blutdrucks von Bedeutung sind.

| Blutdruck | |
|---|---|
| Systolischer Blutdruck | |
| Diastolischer Blutdruck | |
| Mitteldruck (MAD) | |
| Blutdruckamplitude | |

## Aufgabe 12.5

Fieber

**Fieber** kann im Tagesverlauf unterschiedlich steigen und fallen. Je nachdem, wie stark und in welchem Zeitraum das Fieber schwankt, werden verschiedene Fiebertypen unterschieden. Benennen Sie zunächst die abgebildeten Fiebertypen. Beschreiben Sie dann deren Verlauf und mögliche Ursachen.

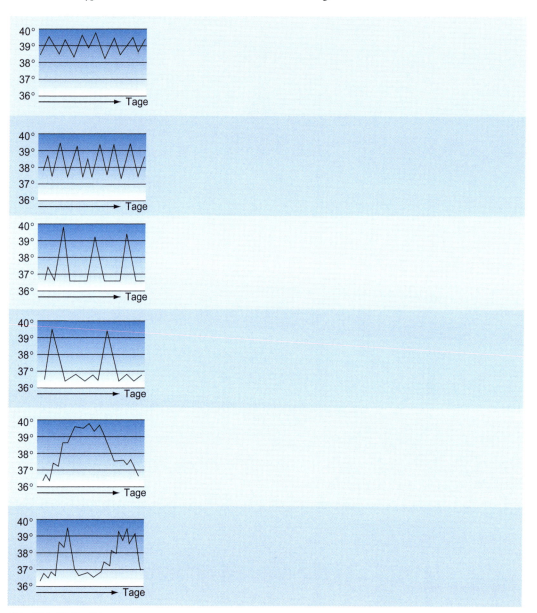

**Abb. 12.2** Häufige Fiebertypen.

## Aufgabe 12.6

> PH Kap. 12.5.1.3

Beobachtung der Haut – Veränderungen

In der Tabelle sind Veränderungen der Hautfarbe aufgeführt, die sowohl physiologische als auch pathologische Ursachen haben können. Nennen Sie jeweils zwei Ursachen.

Tab. 12.3

| Hautveränderung | Physiologische Ursachen | Pathologische Ursachen |
|---|---|---|
| Rötung | | |
| Blässe | | |
| Ikterus | | |
| Zyanose | | |

## Aufgabe 12.7

> PH Kap. 12.6.3.2

Körpergewicht – BMI

Wofür steht die Abkürzung BMI? Wie wird der BMI berechnet (Formel) und wie lautet der Normbereich?

| BMI | |
|---|---|
| Formel | |
| Normbereich | |

> PH Kap. 12.6.5.4

## Aufgabe 12.8

Sondenarten zur enteralen Ernährung

Menschen, die aufgrund ihrer Erkrankung nicht essen dürfen, können oder wollen, benötigen überwiegend eine künstliche Ernährung. Welche Sonde zur enteralen Ernährung am besten geeignet ist, hängt von der Grunderkrankung und dem Zustand des Patienten sowie von der (voraussichtlichen) Dauer der Ernährungstherapie ab. Benennen Sie die abgebildeten Sonden.

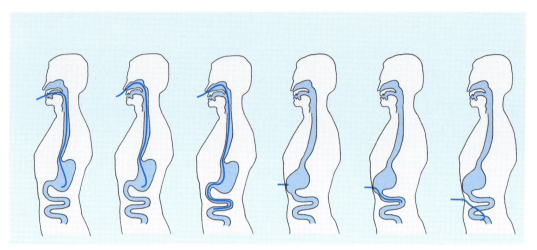

**Abb. 12.3** Unterschiedliche Sondenlagen zur enteralen Ernährung. [L215]

> PH Kap. 12.7.2.4

## Aufgabe 12.9

Ursachen der Stuhlinkontinenz

Zahlreiche Ursachen können das komplexe Zusammenspiel des Schließmuskelsystems stören und damit zur **Stuhlinkontinenz** führen. Nennen Sie Beispiele für die in der Tabelle aufgeführten Ursachen.

**Tab. 12.4**

| Ursachen der Stuhlinkontinenz | Beispiele |
|---|---|
| Störung der Impulsverarbeitung | |
| Psychische/psychiatrische Störung | |
| Unterbrechung der Impulsüberleitung | |
| Sensorische Störung | |
| Muskuläre Störung | |

## Aufgabe 12.10

> PH Kap. 12.8.3

Bewegung

Der Mensch kann sich nur bewegen, wenn mehrere Organe „Hand in Hand" zusammenarbeiten. Ermöglicht werden Bewegungen unter anderem durch Gelenke, Knochen, Knorpel, Muskeln, Sehnen und Bänder. Benennen Sie die abgebildeten Bewegungsrichtungen mit dem lateinischen und deutschen Fachbegriff.

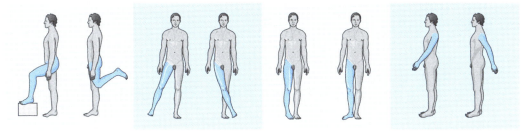

**Abb. 12.4** Die acht Bewegungsrichtungen der menschlichen Gelenke. [L138]

_____
_____

## Aufgabe 12.11

> PH Kap. 12.8.6.1

Kinaesthetics

Erläutern Sie den Begriff **Kinaesthetics.**

_____
_____
_____

## Aufgabe 12.12

> PH Kap. 12.8.6.1

Kinaesthetics – Konzepte

Die sechs **kinästhetischen Konzepte** sind die Basis, um die menschliche Bewegung und Interaktion zu beschreiben. Zählen Sie die Konzepte der Kinaesthetics auf.

_____
_____
_____
_____
_____
_____

> PH Kap. 12.8.6.10

## Aufgabe 12.13

Sturzprophylaxe

Mit welchen Merkmalen sind Patienten besonders sturzgefährdet?

___
___
___
___
___
___
___
___
___
___

> PH Kap. 12.10.2

## Aufgabe 12.14

Schlafbeobachtung

Welche Kriterien beobachten Pflegende, um den Schlaf eines Menschen zu beurteilen?

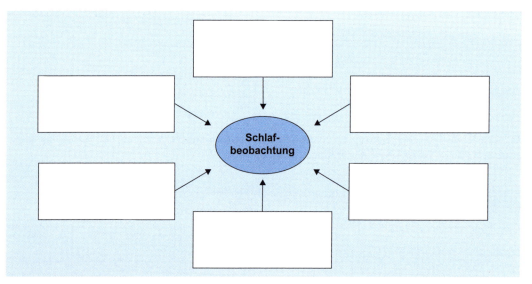

**Abb. 12.5** Schlafbeobachtung.

## Aufgabe 12.15

> PH Kap. 12.10.3.2

Schlafbedarf

Die durchschnittliche **Schlafdauer** ist vom Lebensalter abhängig. Ergänzen Sie die Tabelle.

**Tab. 12.5**

| Lebensalter | Schlafbedarf in Stunden |
|---|---|
| Säugling | |
| Kleinkind | |
| Schulkind | |
| Jugendlicher | |
| Erwachsener | |
| Älterer Mensch | |

## Aufgabe 12.16

> PH Kap. 12.10.4.2

Schlafstörungen

Die **Schlafqualität** ist von unterschiedlichen Faktoren abhängig, die sich positiv oder negativ auf den Schlaf auswirken können. Nennen Sie sowohl förderliche als auch hinderliche Einflussfaktoren.

| Förderliche Einflussfaktoren | |
|---|---|
| Hinderliche Einflussfaktoren | |

PH Kap. 12.10.5.3

## Aufgabe 12.17

Lagerungsarten

Je nach Indikation sind beim Patienten unterschiedliche **Lagerungsarten** erforderlich. Tragen Sie die entsprechenden Indikationen hinsichtlich der abgebildeten Lagerungen ein.

Tab. 12.6 [L138]

| Lagerungsart | | Wann anwenden |
|---|---|---|
| Flachlagerung/Rückenlage | | |
| Rückenlage mit Knierolle | | |
| Oberkörperhochlagerung | | |
| Schocklage („Trendelenburg-Lage", ca. 15°-Kopftieflagerung) | | |
| Beintieflagerung/schiefe Ebene | | |
| Beinhochlagerung | | |
| Bauchlagerung | | |
| Stabile Seitenlage | | |
| 90°-Seitenlage | | |
| 30°-Seitenlage | | |
| 135°-Seitenlage | | |

## Aufgabe 12.18

> PH Kap. 12.11.3.1

Bewusstseinsstörungen

Ordnen Sie den Begriffen auf der linken Seite die korrekte Definition auf der rechten Seite zu.

A  Quantitative Bewusstseinsstörungen

B  Qualitative Bewusstseinsstörungen

C  Verwirrtheit

1  Bewusstseinsstörungen mit komplexem Symptombild aus Desorientiertheit, Denkstörungen und Gedächtnisstörungen.

2  Bewusstseinsstörung, bei der *alle* Fähigkeiten des Bewusstseins gleichzeitig gestört sind.

3  Bewusstseinsstörung, bei der jeweils einzelne Fähigkeiten des Bewusstseins, z. B. die Orientierungsfähigkeit, betroffen sind.

Lösung: A __ B __ C __

# 13 Sofortmaßnahmen in der Pflege

> PH Kap. 13.1

## Aufgabe 13.1

Zeichen und Ursachen von Notfällen

In der Tabelle sehen Sie Bereiche, die während eines **Notfalls** beim Menschen gestört sein können. Tragen Sie in die zweite Spalte ein, wie Sie diese Störung erkennen und in die dritte Spalte, welche möglichen Ursachen der Störung zugrunde liegen.

**Tab. 13.1**

| | Typische Zeichen | Typische Ursachen |
|---|---|---|
| **Störungen des Bewusstseins** | | |
| **Störungen der Herzaktion und des Kreislaufs** | | |
| **Störungen der Atmung** | | |

# Aufgabe 13.2

> PH Kap. 13.3

Lagerungen

Je nach Krankheitsursache ist eine **spezielle Lagerung** indiziert. Tragen Sie mögliche Krankheitsursachen/Verletzungen zu den jeweiligen abgebildeten Lagerungen ein.

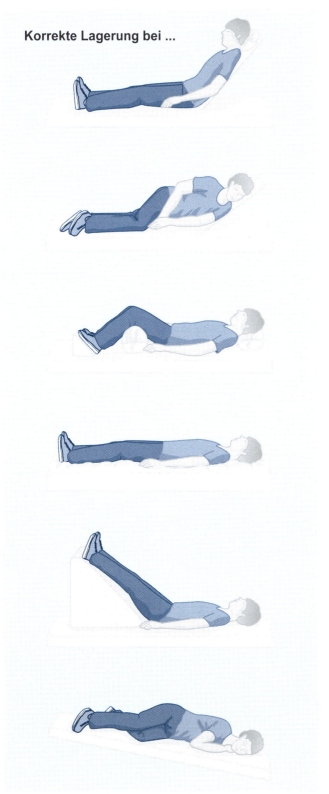

**Abb. 13.1** Korrekte Lagerungen in Abhängigkeit von der Krankheitsursache. [L138]

> PH Kap. 13.4.2

## Aufgabe 13.3

Herz(druck)massage

Sobald feststeht, dass ein Patient oder ein Unfallopfer bewusstlos ist und nicht ausreichend atmet, beginnen die Ersthelfer mit der **Herzdruckmassage** *(Thoraxkompression)*. Dabei gibt es je nach Anzahl der Helfer vor Ort zwei unterschiedliche Methoden. Erläutern Sie das Vorgehen nach der Ein-Helfer- bzw. der Zwei-Helfer-Methode (Achtung: Sie befinden sich nicht im Krankenhaus).

| Ein-Helfer-Methode | |
|---|---|
| Zwei-Helfer-Methode | |

> PH Kap. 13.6

## Aufgabe 13.4

Schock

Welche Schockformen kennen Sie?

___

> PH Kap. 13.6.2

## Aufgabe 13.5

Volumenmangelschock

Woran erkennt man eine Kreislaufzentralisation?

___

## Aufgabe 13.6

> PH Kap. 13.6.2

Volumenmangelschock – Erstmaßnahmen

Welche Erstmaßnahmen führen Sie bei einem Patienten mit einem Volumenmangelschock durch bzw. welche Maßnahmen leiten Sie ein?

___

## Aufgabe 13.7

> PH Kap. 13.9.1

Verbrennungen – Flächenausdehnung

Je größer der verbrannte Hautanteil, desto bedrohlicher die Verbrennung. Zur Abschätzung des verbrannten Hautanteils hat sich die **Neuner-Regel** bewährt. Tragen Sie die Prozentwerte der verbrannten Körperoberfläche gemäß dieser Regel in die Abbildung ein. Achtung: Bei Kindern und Säuglingen gelten andere Werte!

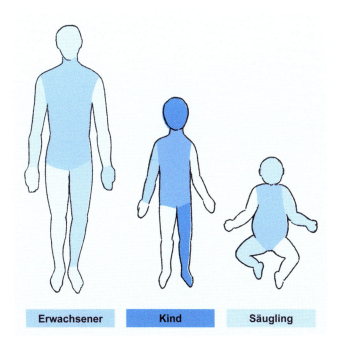

**Abb. 13.2** Figurenschema zur Abschätzung der verbrannten Körperoberfläche.

> PH Kap. 13.9.1

## Aufgabe 13.8

Verbrennungen – Tiefenausdehnung

Je tiefer ein **Verbrennungsdefekt** reicht, desto größer sind die zu erwartenden Wasserverluste und toxinvermittelten Allgemeinschäden. Man unterscheidet drei, in manchen Fällen auch vier, Schweregrade. Erläutern Sie diese Schweregrade und beschreiben Sie das Zerstörungsausmaß der betroffenen Stellen.

| 1. Grad | |
|---|---|
| 2. Grad | |
| 3. Grad | |
| 4. Grad | |

> PH Kap. 13.12

## Aufgabe 13.9

Hirnbedingte (epileptische) Anfälle

Nennen Sie drei typische Zeichen, die auf einen hirnbedingten (epileptischen) Anfall hindeuten.

___

___

___

> PH Kap. 13.12

## Aufgabe 13.10

Hirnbedingte (epileptische) Anfälle – Erstmaßnahmen

Welche Erstmaßnahmen sind bei einem Patienten mit einem hirnbedingten (epileptischen) Anfall zu ergreifen?

___

___

___

___

> PH Kap. 13.14

## Aufgabe 13.11

Nadelstichverletzungen

Welche simplen Vorbeugungsmaßnahmen tragen dazu bei, Nadelstichverletzungen zu vermeiden?

___

___

# 14 Der Weg zur Diagnose und die Mithilfe der Pflegenden bei der Diagnosefindung

## Aufgabe 14.1
> PH Kap. 14.2

Ärztliche Anamnese

Bei der **ärztlichen Anamnese** wird sowohl die Eigen- als auch die Fremdanamnese genutzt. Nennen Sie die einzelnen Elemente der Eigenanamnese und tragen Sie ein, unter welchen Umständen eine Fremdanamnese durchgeführt wird.

Tab. 14.1

| Eigenanamnese | Fremdanamnese |
|---|---|
|  |  |

## Aufgabe 14.2
> PH Kap. 14.3

Körperliche Untersuchung

Übersetzen Sie und beschreiben Sie kurz die Fachbegriffe

| Inspektion |  |
|---|---|
| Palpation |  |
| Perkussion |  |
| Auskultation |  |

> PH Kap. 14.3

## Aufgabe 14.3

Untersuchung von Kindern

Welche Grundsätze sind bei der Untersuchung von Kindern zu beachten? Hier können Pflegekräfte aktiv mitwirken!

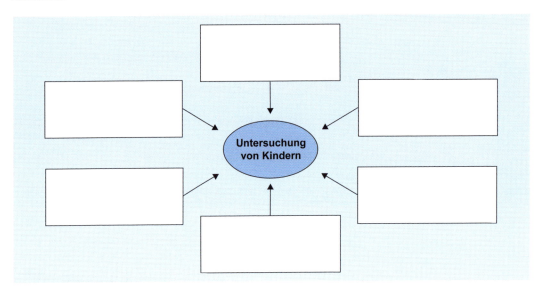

**Abb. 14.1** Untersuchung von Kindern.

> PH Kap. 14.5.1

## Aufgabe 14.4

Hautdesinfektion vor Injektion und Punktion

Der Gesetzgeber schreibt vor allen Injektionen und Punktionen eine **Hautdesinfektion** vor. Nennen Sie allgemeine Tipps zur Hautdesinfektion.

## Aufgabe 14.5
> PH Kap. 14.5.1

Strukturlegeplan kapillare Blutentnahme

Bringen Sie den abgebildeten Strukturlegeplan in eine sinnvolle (= fachlich korrekte) Reihenfolge und erläutern/begründen Sie die einzelnen Schritte.

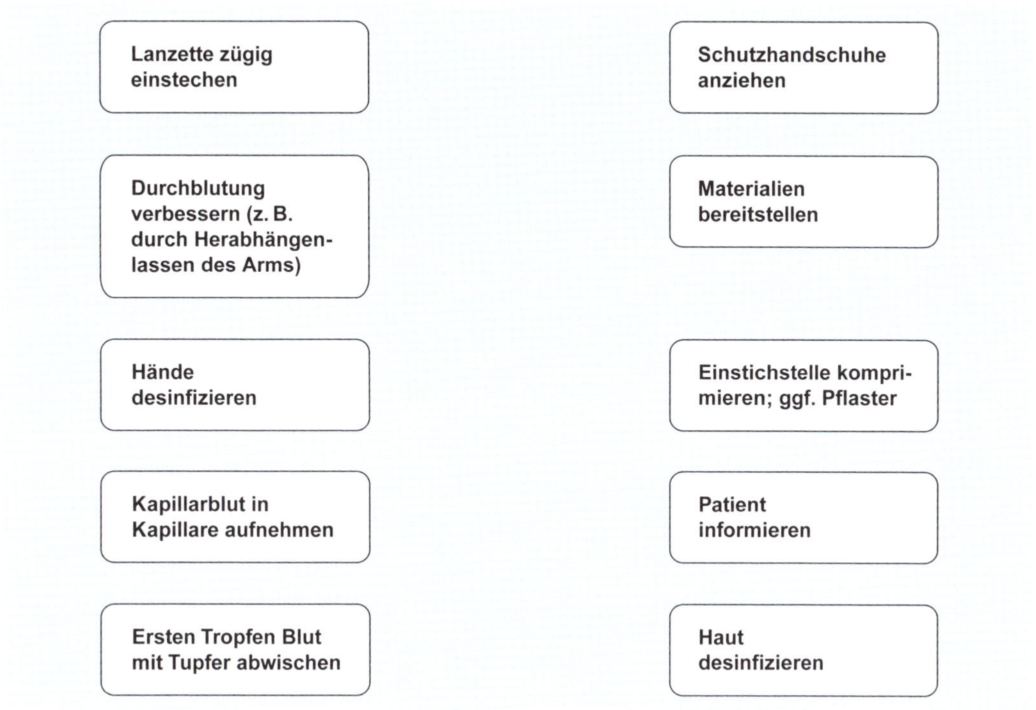

- Lanzette zügig einstechen
- Durchblutung verbessern (z. B. durch Herabhängenlassen des Arms)
- Hände desinfizieren
- Kapillarblut in Kapillare aufnehmen
- Ersten Tropfen Blut mit Tupfer abwischen
- Schutzhandschuhe anziehen
- Materialien bereitstellen
- Einstichstelle komprimieren; ggf. Pflaster
- Patient informieren
- Haut desinfizieren

**Abb. 14.2** Strukturlegeplan kapillare Blutentnahme.

## Aufgabe 14.6
> PH Kap. 14.6.2

Röntgenverfahren

Was ist aus pflegerischer Sicht vor, während und nach einer Röntgenuntersuchung, die mit Kontrastmittel durchgeführt wird, zu beachten?

> PH Kap. 14.8.1

## Aufgabe 14.7

Punktionen und Biopsien

Definieren Sie die beiden Fachbegriffe.

| Punktion | |
|---|---|
| Biopsie | |

> PH Kap. 14.8.1

## Aufgabe 14.8

Punktionen und Biopsien

In der Abbildung sehen Sie Stellen, an denen Punktionen und Biopsien durchgeführt werden können. Schreiben Sie die jeweilige Untersuchungsform in die Zeichnung.

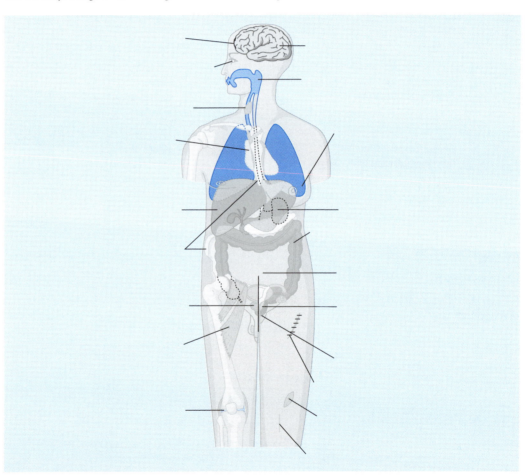

**Abb. 14.3** Punktionen und Biopsien. [L138]

# 15 Heilmethoden und Aufgaben der Pflegenden bei der Therapie

## Aufgabe 15.1

> PH Kap. 15.2.6

Arzneimittel- und Applikationsformen

Erläutern Sie zu den in der Tabelle aufgeführten Arzneimittelformen jeweils kurz die Besonderheiten, den physikalisch-chemischen Grundaufbau und die Verabreichung. Ein Beispiel ist als Hilfe schon eingetragen.

Tab. 15.1

| Arzneimittelform | Besonderheiten, physikalisch-chemischer Grundaufbau, Verabreichung |
|---|---|
| Aerosole | „Schweben" fester oder flüssiger (Wirkstoff-)Teilchen in einem Gas. Verabreichung: pulmonal, z. B. in Form von Dosieraerosolen oder Pulverinhalaten. |
| Emulsionen | |
| Salben | |
| Dragee | |
| Tablette | |
| Suppositorium | |
| Lösungen | |
| Kapseln | |

> PH Kap. 15.3

## Aufgabe 15.2

Injektionsarten

Beschriften Sie die abgebildeten Injektionsformen mit der jeweils korrekten deutschen und lateinischen Bezeichnung. „Nebenbei" können Sie hier den anatomischen Aufbau der Haut wiederholen.

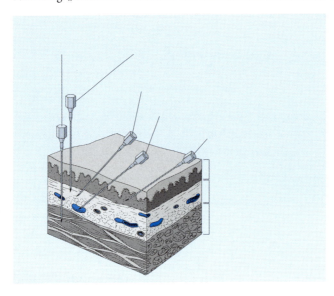

**Abb. 15.1** Injektionsorte. [L190]

> PH Kap. 15.4.2

## Aufgabe 15.3

Vorbereiten einer Infusion

Die Vorbereitung einer Infusion ist pflegerische Aufgabe. Geben Sie stichpunktartig wieder, was Sie bei der Vorbereitung einer Infusion beachten müssen und wie Sie vorgehen. Welche Materialien müssen zunächst bereitgelegt werden?

## Aufgabe 15.4

> PH Kap. 15.4.2

Richten einer Infusion

Dann folgt das Richten der Infusion. Bringen Sie die Handlungskette in eine sinnvolle, fachlich korrekte Reihenfolge. Begründen Sie Ihre Handlungsschritte. (Tipp: Schreiben Sie die durchnummerierte Lösung mit Bleistift neben die Aufgabe oder auf ein separates Blatt, so lassen sich Korrekturen besser einfügen.)

- Belüftungsventil öffnen. Bei Plastikflaschen kann, bei Glasflaschen muss der Belüftungsfilter geöffnet werden
- Arbeitsfläche desinfizieren und hygienische Händedesinfektion durchführen
- Durchflussregler langsam öffnen, Infusionsleitung blasenfrei füllen und Durchflussregler wieder schließen
- Verschlussabdeckung der Infusionsflasche entfernen und Einstichstelle desinfizieren (Einwirkzeit beachten). Gummistopfen von Plastikflaschen müssen nicht desinfiziert werden
- Dorn der Infusionsleitung in die stehende Flasche bzw. den schräg gehaltenen Beutel stechen
- Infusionsflasche/-beutel aufhängen
- Tropfkammer durch Komprimieren und Loslassen zu ⅔ (bis zur Markierung) füllen
- Infusionsbesteck auspacken, Durchflussregler und Belüftungsventil/Bakterienfilter schließen. Bei nicht geschlossenem Ventil kann dieses feucht und damit unbrauchbar werden
- Infusionsflasche/-beutel auf Unversehrtheit, Verfallsdatum, Trübung, Kristallisierung oder Ausflockung kontrollieren

## Aufgabe 15.5

> PH Kap. 15.4.4

Strukturlegeplan „Assistenz beim Legen eines ZVK"

Bringen Sie die Handlungsschritte in eine sinnvolle Reihenfolge. (Tipp: Schreiben Sie die Begriffe auf Karten und arbeiten Sie mit einer Pinnwand/wie mit einer Collage, so lassen sich Korrekturen leichter einfügen.)

- Patienten lagern
- Assistenz beim Legen des Katheters
- Patienten informieren
- Punktionsstelle verbinden
- Haut im Bereich der Punktionsstelle rasieren
- Störende Bekleidung des Patienten entfernen
- Anmeldung/Vorbereitung Röntgenkontrolle
- Beruhigend auf den Patienten einwirken/ablenken
- Material vorbereiten

## Aufgabe 15.6

> PH Kap. 15.4.5

Infusionsgeschwindigkeit

Sie erhalten vom Arzt oder von der anleitenden Kollegin den Auftrag, die Tropfgeschwindigkeit einer Infusion zu errechnen. Die Infusion mit einem Inhalt von 500 ml soll in 12 Std. durchlaufen.

a) Wie lautet die Rechenformel für die Berechnung der Infusionsgeschwindigkeit?

___

___

b) Auf wie viele Tropfen pro Minute stellen Sie die Infusion ein?

___

___

> PH Kap. 15.6.6

## Aufgabe 15.7

Schmerztherapie

Neben der medikamentösen Behandlung gibt es weitere Verfahren zur Schmerztherapie. Beschreiben Sie kurz die in der Tabelle aufgeführten Therapieformen.

**Tab. 15.2**

| Therapieform | Kurzbeschreibung |
|---|---|
| Akupunktur | |
| Phytotherapie | |
| Körperliches Training | |
| Elektrotherapie | |
| Psychotherapeutische Verfahren | |
| Chirurgische Therapie | |

## Aufgabe 15.8

PH Kap. 15.9.1

Entstehung von Wunden

Wunden können nach der Art ihrer Entstehung unterschieden werden. Beschreiben Sie die abgebildeten Wunden.

**Tab. 15.3** [L190]

| Bezeichnung | Zeichnung | Kurzcharakterisierung |
|---|---|---|
| Platzwunde | | |
| Schnittwunde (1) | | |
| Quetschwunde (2) | | |
| Risswunde (3) | | |
| Stichwunde (4) | | |
| Ablederungswunde (5) (Décollement) | | |
| Schürfwunde (6) | | |
| Kratzwunde (7) | | |

**Tab. 15.3** [L190] *(Forts.)*

| Bezeichnung | Zeichnung | Kurzcharakterisierung |
|---|---|---|
| Schusswunde (8) | | |
| Pfählungsverletzung (9) | | |
| Bisswunde (10) | | |

> PH Kap. 15.9.2

## Aufgabe 15.9

Wundheilung

Die **Wundheilung** verläuft in drei sich überlappenden Phasen. Benennen und beschreiben Sie diese in der korrekten Reihenfolge.

**Tab. 15.4**

| Wundheilungsphase | Beschreibung |
|---|---|
| | |
| | |
| | |

# 16 Pflege von Menschen mit Herzerkrankungen

## Aufgabe 16.1
> PH Kap. 16.1.3

Zentraler Venendruck (ZVD)

Erläutern Sie den Begriff **ZVD.**

## Aufgabe 16.2
> PH Kap. 16.1.3

Welches Material richten Sie zur Vorbereitung einer ZVD-Messung?

> PH Kap. 16.1.4

## Aufgabe 16.3

Pflege bei Herzoperationen

Welche Aufgaben übernehmen Sie im Rahmen der präoperativen Pflege eines Patienten, bei dem eine Herzoperation durchgeführt werden soll?

> PH Kap. 16.3.3

## Aufgabe 16.4

Langzeit-EKG

Nennen Sie fünf Indikationen für ein Langzeit-EKG.

## Aufgabe 16.5

> PH Kap. 16.4.2

Herzklappenfehler

Als **Herzklappenfehler** bezeichnet man krankhafte Veränderungen und Funktionsstörungen einer Herzklappe. Tragen Sie die passenden Symptome in die Tabelle ein.

Tab. 16.1

| Herzklappenfehler | Symptome |
|---|---|
| Aortenklappenstenose | |
| Aortenklappeninsuffizienz | |
| Mitralklappenstenose | |
| Mitralklappeninsuffizienz | |

## Aufgabe 16.6

> PH Kap. 16.5.1

Pharma-Info Nitrate

Besonders bei der koronaren Herzkrankheit werden häufig **Nitrate** eingesetzt. Welche Hauptwirkmechanismen macht man sich dabei zu Nutze?

_____

_____

_____

_____

_____

_____

> PH Kap. 16.5.1

## Aufgabe 16.7

Pflege bei KHK

Die Prävention/Gesundheitsberatung ist eine der zahlreichen pflegerischen Aufgaben im Umgang mit **KHK-Patienten.** Welche Bereiche/Beratungsaspekte sprechen Sie im pflegerischen Verlauf bei einem KHK-Patienten an?

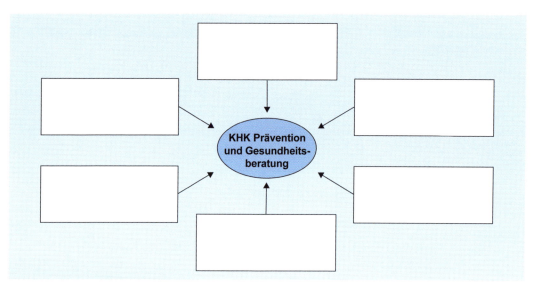

**Abb. 16.1** KHK – Prävention und Gesundheitsberatung.

> PH Kap. 16.6

## Aufgabe 16.8

Pflege bei Herzinsuffizienz

Als **Herzinsuffizienz** bezeichnet man das Unvermögen des Herzens, das zur Versorgung des Körpers erforderliche Blutvolumen zu fördern. Erläutern Sie die Schweregradeinteilung einer Herzinsuffizienz, so wie sie von der *New York Heart Association (NYHA)* herausgegeben wurde.

**Tab. 16.2**

| Grad | Beschreibung |
|---|---|
| I | |
| II | |
| III | |
| IV | |

## Aufgabe 16.9

> PH Kap. 16.6

Herzinsuffizienz

Die **Herzinsuffizienz** ist keine eigenständige Krankheit, sondern eine Folge verschiedener Herz-Kreislauf-Erkrankungen. Benennen Sie Ursachen und unterschiedliche, wie auch gemeinsame Symptome der Links- und Rechtsherzinsuffizienz.

| **Linksherzinsuffizienz** | **Rechtsherzinsuffizienz** |
|---|---|
| Häufige Ursachen: | Häufige Ursachen: |
| Symptome bei Linksherzinsuffizienz | Symptome bei Rechtsherzinsuffizienz |

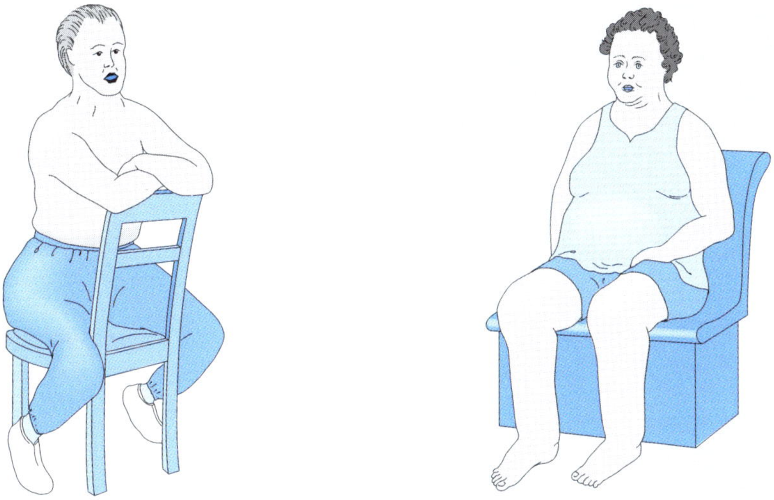

Gemeinsame Symptome

**Abb. 16.2** Häufige Ursachen und Symptome von Links- und Rechtsherzinsuffizienz. [L190]

## Aufgabe 16.10

Strukturlegeplan zum Thema „Bakterielle Endokarditis"

Die Krankheitsentstehung einer **bakteriellen Endokarditis** folgt i. d. R. einem schematischen Ablauf. Zeichnen Sie sich die unten genannten Begriffe auf jeweils eine Karte und bringen Sie diese in eine richtige Reihenfolge.

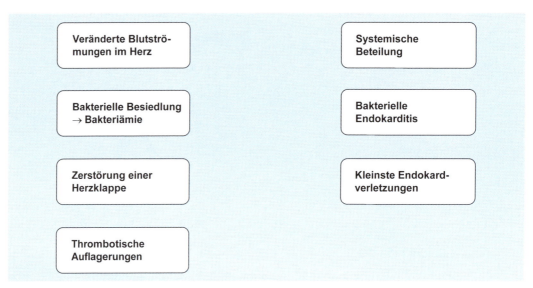

Abb. 16.3 Strukturlegeplan Endokarditis.

## Aufgabe 16.11

Ordnen Sie den genannten Krankheitsbildern die korrekte Definition zu.

| | |
|---|---|
| A Endokarditis | 1 Entzündung des Herzbeutels. Ist keine Ursache feststellbar, meist gute Prognose, sonst ursachenabhängig. |
| B Perikarditis | 2 Akute oder chronische Entzündung der Muskelschicht des Herzens. Meist gute Prognose. |
| C Myokarditis | 3 Entzündung der Herzinnenhaut mit drohender Zerstörung der Herzklappen. Letalität ca. 20 %, Folgeschäden möglich. |

Lösung: A __ B __ C __

## Aufgabe 16.12

> PH Kap. 16.8,
> PH Kap. 12.4.5.2

Patienten mit einer entzündlichen Herzerkrankung haben in vielen Fällen eine erhöhte Körpertemperatur bzw. Fieber. Welche allgemeinpflegerischen Maßnahmen, unabhängig vom speziellen Krankheitsbild der Endokarditis, führen Sie bei einem Patienten mit länger andauerndem Fieber durch?

# 17 Pflege von Menschen mit Kreislauf- und Gefäßerkrankungen

> PH Kap. 17.1.2

## Aufgabe 17.1

Patientenbeobachtung

Patienten mit Kreislauf- und/oder Gefäßerkrankungen kommen meist aufgrund eines akuten Ereignisses oder wegen Verschlechterung einer bereits bestehenden Erkrankung in die Klinik. Welche allgemeinen Beobachtungsmaßnahmen führen Sie bei diesen Patienten durch?

_____

_____

_____

_____

_____

_____

_____

_____

> PH Kap. 17.1.2

## Aufgabe 17.2

Erläutern Sie die **S-L-Faustregel für Venenkranke.**

S _____

L _____

## Aufgabe 17.3

> PH Kap. 17.2.1

Akute Beinschmerzen

Beim klassischen Fall eines Arterienverschlusses am Bein hat der Patient starke Schmerzen in der betroffenen Extremität. Das Bein ist blass und kalt, die Fußpulse sind nicht mehr tastbar. Welche Maßnahmen führen Sie sofort durch, bzw. welche Maßnahmen leiten Sie ein? Tragen Sie Ihre Pflegemaßnahmen in die Abbildung ein.

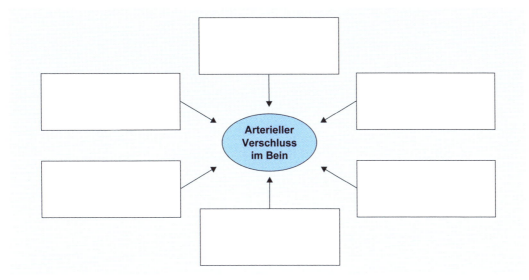

**Abb. 17.1** Arterienverschluss.

## Aufgabe 17.4

> PH Kap. 17.2.4

Nekrose und Gangrän

Kommt es im lebenden Organismus zu einem lokal begrenzten Absterben von Zellen oder Geweben, so liegt eine **Nekrose** vor. Ist eine Minderdurchblutung die Ursache der Nekrose, so wird dies meist als **Gangrän** bezeichnet. Erläutern Sie den jeweiligen Gangräntypen und die dazugehörigen Pflegemaßnahmen.

**Tab. 17.1**

|  | Beschreibung | Pflegemaßnahme |
|---|---|---|
| **Feuchte Gangrän** |  |  |
| **Trockene Gangrän** |  |  |

## Aufgabe 17.5

Hypertonie

Je länger eine **Hypertonie** besteht und je höher der Blutdruck ist, desto größer ist die Gefahr von Endorganschäden. Nennen Sie vier häufig auftretende Spätkomplikationen der Hypertonie.

___

## Aufgabe 17.6

Hypertensive Krise/hypertensiver Notfall

Definieren Sie die Begriffe **hypertensive Krise** und **hypertensiver Notfall**.

| Hypertensive Krise | |
|---|---|
| Hypertensiver Notfall | |

## Aufgabe 17.7

Arteriosklerose

Definieren/erläutern Sie den Begriff **Arteriosklerose.**

___

## Aufgabe 17.8

> PH Kap. 17.5.2

pAVK

Bei der **peripheren arteriellen Verschlusskrankheit,** die sich hauptsächlich in den Beinen manifestiert, wird die Stadieneinteilung nach *Fontaine* zur Aussage über den Schweregrad der Erkrankung benutzt. Erläutern Sie die einzelnen Stadien.

| Stadium I | |
|---|---|
| Stadium II | II a: |
| | II b: |
| Stadium III | |
| Stadium IV | |

## Aufgabe 17.9

> PH Kap. 17.5.2

Pflege bei pAVK

Treffen Sie Aussagen hinsichtlich des pflegerischen Umgangs mit pAVK-Patienten, die i. d. R. immer gelten. Die Oberkategorien sind bereits aufgeführt.

| Prävention und Gesundheitsberatung | |
|---|---|
| Ernährung | |
| Bewegung | |
| Lagerung | |

# 18 Pflege von Menschen mit Lungenerkrankungen

> PH Kap. 18.2.1

## Aufgabe 18.1

Dyspnoe

Übersetzen und beschreiben Sie den Begriff **Dyspnoe.**

_____
_____
_____
_____

> PH Kap. 18.2.1

## Aufgabe 18.2

Dyspnoe – Erstmaßnahmen

Sie betreten ein Patientenzimmer und sehen einen Patienten, der unter massiver Atemnot leidet. Welche Maßnahmen ergreifen Sie?

_____
_____
_____
_____
_____
_____
_____
_____

## Aufgabe 18.3

> PH Kap. 18.2.4

Pathologische Atemintensität

Erläutern Sie die beiden Fachbegriffe **Hyperventilation** und **Hypoventilation**. Gehen Sie dabei auch auf Parameter der Blutgasanalyse ein und benennen Sie mögliche Ursachen.

**Tab. 18.1**

|  | Erläuterung | Ursachen |
|---|---|---|
| **Hyperventilation** |  |  |
| **Hypoventilation** |  |  |

## Aufgabe 18.4

> PH Kap. 18.4.5

Tuberkulose

Nennen Sie wichtige Hygienemaßnahmen, die Sie bei einem Patienten mit einer offenen Lungentuberkulose einhalten/beachten/durchführen müssen.

_____

_____

_____

_____

_____

_____

_____

_____

## Aufgabe 18.5

Chronische Bronchitis

Gemäß *Weltgesundheitsorganisation (WHO)* wird die **chronische Bronchitis** als „Husten und Auswurf an den meisten Tagen von mindestens drei Monaten zweier aufeinanderfolgender Jahre" beschrieben. Die andauernde Sekretbildung führt zu einem Teufelskreis, der wiederum zur zunehmenden Verschlimmerung der Erkrankung führt. Ergänzen Sie die einzelnen Stufen des Teufelskreises.

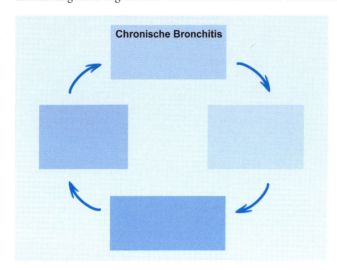

**Abb. 18.1** Teufelskreis der chronischen Bronchitis.

## Aufgabe 18.6

Asthma bronchiale – Prävention und Gesundheitsberatung

In der Therapie von Patienten mit Asthma bronchiale haben sich mittlerweile Schulungsprogramme etabliert, die der Prävention und Gesundheitsberatung dienen. Was sollten Inhalte einer Asthma-Schulung sein?

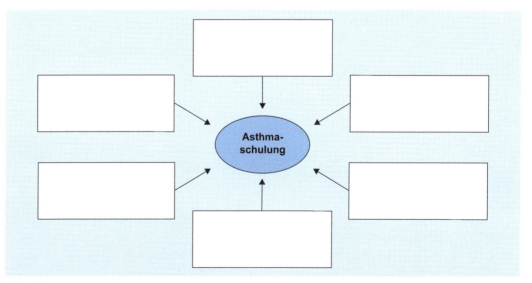

**Abb. 18.2** Asthmaschulung.

## Aufgabe 18.7

> PH Kap. 18.6

Dosieraerosol – Anleitungskette

Sie sollen einem Patienten die richtige Reihenfolge für die Benutzung eines Dosieraerosols (ohne Spacer) erläutern. Bringen Sie die aufgeführten Schritte in die richtige Reihenfolge und begründen Sie diese.
- Mundstück in den Mund führen (Arzneimittelbehälter zeigt nach oben) und mit den Lippen fest umschließen
- Langsam (über die Nase) wieder ausatmen
- Aerosolbehälter schütteln
- Tief ausatmen
- Während langsamer, tiefer Einatmung Druck auf den Kanister ausüben (Arzneimittel wird freigesetzt)
- Schutzkappe abnehmen
- Ca. fünf Sekunden Luft anhalten

## Aufgabe 18.8

> PH Kap. 18.9

Pneumothorax

Definieren Sie den Begriff **Pneumothorax.**

_____

_____

_____

_____

## Aufgabe 18.9

> PH Kap. 18.9

Pneumothorax

Erläutern Sie auch die unterschiedlichen Formen des Pneumothorax.

| Spontanpneumothorax | |
|---|---|
| Offener Pneumothorax | |
| Geschlossener Pneumothorax | |
| Iatrogener Pneumothorax | |

> PH Kap. 18.13

## Aufgabe 18.10

ARDS

Wofür steht die Abkürzung **ARDS?** Erläutern Sie den Fachbegriff auch auf Deutsch.

A _____

R _____

D _____

S _____

# 19 Pflege von Menschen mit Erkrankungen des Magen-Darm-Trakts

## Aufgabe 19.1
> PH Kap. 19.1.5

Orthograde Darmspülung

Bei der **orthograden Darmspülung** werden dem Patienten am Vortag einer Untersuchung oder Operation 4–6 l einer speziellen Spüllösung binnen weniger Stunden oral oder über eine gastrointestinale Sonde verabreicht. Tragen Sie die notwendigen pflegerischen Maßnahmen in die Tabelle ein.

**Tab. 19.1**

| Material und Vorbereitung | Durchführung | Nachbereitung |
|---|---|---|
|  |  |  |

## Aufgabe 19.2
> PH Kap. 19.2.3

Akutes Abdomen

Als **akutes Abdomen** *(akuter Bauch)* wird ein Symptomkomplex mit akuten, starken Bauchschmerzen, Abwehrspannung des Abdomens und Kreislaufbeeinträchtigung beschrieben. Ein akutes Abdomen ist lebensgefährlich und erfordert immer eine stationäre Einweisung und unverzügliche Diagnostik. Welche medizinischen und pflegerischen Erstmaßnahmen müssen getroffen werden?

| Medizinische Erstmaßnahmen |  |
|---|---|
| Pflegerische Erstmaßnahmen |  |

➤ PH Kap. 19.3.3

## Aufgabe 19.3

Endoskopische Untersuchungsverfahren

Übersetzen Sie die aufgeführten Fachbegriffe.

| Ösophagoskopie | |
|---|---|
| Gastro- und Duodenoskopie | |
| Koloskopie | |
| Rektoskopie | |
| Proktoskopie | |

➤ PH Kap. 19.5.3

## Aufgabe 19.4

Peptisches Ulkus

Der **Ulkusbildung** liegt ein Ungleichgewicht zwischen aggressiven (die Schleimhaut angreifenden) und defensiven (die Schleimhaut schützenden) Faktoren zugrunde. Nennen Sie Beispiele für diese beiden Faktoren (-gruppen).

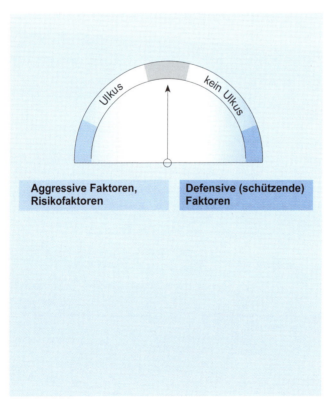

**Abb. 19.1** Aggressive und defensive Faktoren der Ulkusbildung.

## Aufgabe 19.5

Peptisches Ulkus – Patientenbeobachtung

Welche Parameter sollten Sie als Pflegekraft bei einem Patienten mit einem nachgewiesenen Ulkus überwachen? Begründen Sie Ihre Aussagen.

➤ PH Kap. 19.5.3

## Aufgabe 19.6

Magenkarzinom

Die Behandlung des **Magenkarzinoms** ist operativ. Nur bei kleinen Tumoren in Kardia oder Antrum reicht eine Magenresektion, meist muss jedoch der gesamte Magen entfernt werden (Gastrektomie). Welche Tipps geben Sie einem Patienten nach durchgeführter Gastrektomie bezüglich seiner Ernährungsweise, um resektionsbedingten Beschwerden vorzubeugen?

➤ PH Kap. 19.5.4

> PH Kap. 19.6.1

## Aufgabe 19.7

Ileus

Erläutern Sie den Begriff **Ileus** und die beiden **Ileusformen.** Berücksichtigen Sie dabei auch potenzielle Ursachen.

| Ileus | |
|---|---|
| Mechanischer Ileus | |
| Paralytischer Ileus | |

> PH Kap. 19.6.1

## Aufgabe 19.8

Tragen Sie die Unterscheidungsmerkmale der beiden Ileusformen in die Tabelle ein.

**Tab. 19.2**

| | Mechanischer Ileus | Paralytischer Ileus |
|---|---|---|
| Schmerzen? | | |
| Stuhl/Winde? | | |
| Darmgeräusche? | | |

> PH Kap. 19.6.5

## Aufgabe 19.9

Akute Appendizitis

Ein Patient mit einem Verdacht auf eine akute Appendizitis wird auf „Ihre" Station gebracht. Welche Pflegemaßnahmen ergreifen Sie? Begründen Sie Ihre Aussagen.

## Aufgabe 19.10

PH Kap. 19.6.10

Kolorektales Karzinom

**Kolonresektionen** sind große Operationen, die den Patienten physisch und psychisch stark belasten. Oft wissen die Patienten vor der Operation nicht, ob eine kurative oder nur eine palliative Behandlung möglich ist und ob ein permanentes oder temporäres Stoma angelegt wird. Welche präoperativen Pflegemaßnahmen müssen getroffen werden, die von den allgemeinen Regeln abweichen?

# 20 Pflege von Menschen mit Erkrankungen von Leber, Gallenwegen, Pankreas und Milz

> PH Kap. 20.2.1

## Aufgabe 20.1

Ikterus

Als **Ikterus** bezeichnet man die Gelbfärbung von Haut und Schleimhäuten durch Anstieg des Bilirubins im Blut mit nachfolgendem Bilirubinübertritt in die Gewebe. Beschreiben Sie die Ursachen folgender unterschiedlicher Ikterusformen.

| Prähepatischer Ikterus | |
|---|---|
| Intrahepatischer Ikterus | |
| Posthepatischer Ikterus | |

> PH Kap. 20.2.2

## Aufgabe 20.2

Pflege bei Aszites

**Aszites,** also die Ansammlung von Flüssigkeit in der Bauchhöhle, erfordert umfassende pflegerische Behandlungsstrategien. Nennen Sie die aus Ihrer Sicht/Ihrer Erfahrung wichtigsten Grundsätze bei der Pflege eines Menschen mit Aszites.

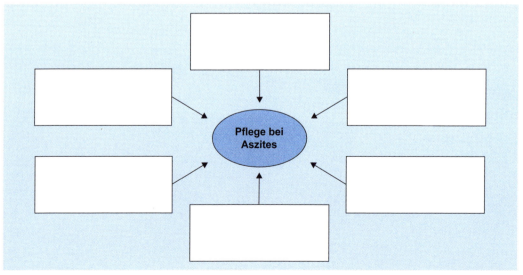

**Abb. 20.1** Pflege bei Aszites.

## Aufgabe 20.3

> PH Kap. 20.3.3

Assistenz bei der Aszitespunktion

Welche Aufgaben haben Sie beim Assistieren einer Aszitespunktion (hier ist die Durchführung der Punktion gemeint)?

___

## Aufgabe 20.4

> PH Kap. 20.4.1

Hepatitis

Tragen Sie die Übertragungswege der verschiedenen Hepatitisformen in die Tabelle ein.

**Tab. 20.1**

| Hepatitis | Hauptübertragungsweg |
|---|---|
| A | |
| B | |
| C | |
| D | |
| E | |

## Aufgabe 20.5

> PH Kap. 20.4.1

Hygienemaßnahmen bei Hepatitis

Obwohl die Notwendigkeit einer Isolierung von Hepatitiskranken bei Einhaltung der entsprechenden Hygienevorschriften eher verneint wird, werden Patienten mit einer Hepatitis A oder E in vielen Krankenhäusern in einem Einzelzimmer untergebracht. Bei einer Hepatitis B, C oder D wird dies nur in Sonderfällen, etwa bei Gastrointestinalblutung oder anderen schweren Blutungen, als notwendig erachtet. Welche allgemeinen Hygienemaßnahmen gelten aber bei einer akuten Virushepatitis immer?

## Aufgabe 20.6

Leberzirrhose

Die **Leberzirrhose** geht mit vielen typischen Symptomen einher. Tragen Sie die jeweiligen Symptome in die Abbildung ein.

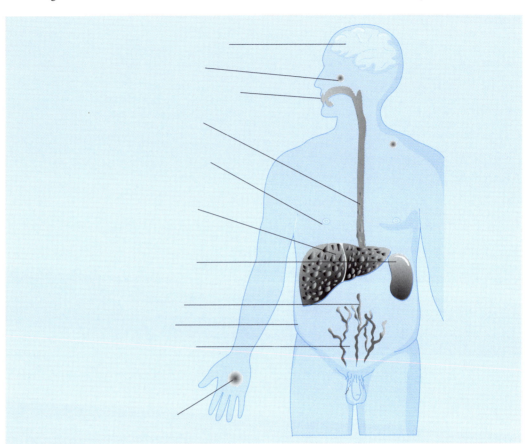

**Abb. 20.2** Typische Symptome bei Leberzirrhose. [L190]

## Aufgabe 20.7

Erkrankungen von Gallenblase und Gallenwegen – Fachbegriffe

Erläutern/definieren Sie die folgenden Fachbegriffe.

| Cholelithiasis | |
|---|---|
| Cholezystolithiasis | |
| Choledocholithiasis | |

## Aufgabe 20.8

> PH Kap. 20.5.2

Cholezystektomie

Erläutern Sie die aufgeführten Pflegegrundsätze, die bei einem Patienten nach einer konventionellen (also nicht-laparoskopischen) Cholezystektomie eingehalten werden müssen.

| Lagerung | |
|---|---|
| Mobilisation | |
| Wundversorgung | |
| Gastrointestinale Sonde | |
| Darmtätigkeit | |
| Kostaufbau | |

## Aufgabe 20.9

> PH Kap. 20.6.1

Akute Pankreatitis

Bei der **akuten Pankreatitis** werden die Verdauungsenzyme des Pankreas bereits im Pankreas und nicht erst im Dünndarm aktiviert. Folge ist die Selbstandauung des Organs. Welche Maßnahmen sieht die konservative Therapie einer akuten Pankreatitis vor (medizinische Betrachtung)?

_____

_____

_____

_____

Welche Grundsätze für die Pflege lassen sich daraus ableiten (Pflegemaßnahmen)?

_____

_____

_____

_____

_____

# 21 Pflege von Menschen mit endokrinologischen, stoffwechsel- und ernährungsbedingten Erkrankungen

> PH Kap. 21.3.2

## Aufgabe 21.1

Subtotale Strumaresektion

Nach einer operativen **Strumaresektion** sind besondere Überwachungen notwendig, die zum pflegerischen Aufgabenbereich zählen. Tragen Sie die Symptome der aufgeführten Komplikationen und die besonderen Überwachungsparameter in die Tabelle ein.

Tab. 21.1

| Komplikation | Symptome | Überwachung von |
|---|---|---|
| Nachblutung nach innen (in die Wundhöhle) | | |
| Nachblutung nach außen | | |
| Rekurrensparese durch lokales Wundödem oder intraoperative Reizung/Verletzung des Nerven | | |
| Hypoparathyreoidismus durch Verletzung oder Entfernung der Nebenschilddrüsen | | |

## Aufgabe 21.2

> PH Kap. 21.3.3,
> PH Kap. 21.3.4

Hyper- und Hypothyreose

**Schilddrüsenerkrankungen** sind sehr häufig. Sie können eingeteilt werden in Erkrankungen mit normalen Schilddrüsenhormonspiegeln (Euthyreose) und Erkrankungen mit Störung der Schilddrüsenstoffwechsellage (Hyper- und Hypothyreose). Erläutern Sie die Fachbegriffe und geben Sie jeweils typische Symptome an.

Tab. 21.2

|  | Definition | Symptome |
|---|---|---|
| Hyperthyreose |  |  |
| Hypothyreose |  |  |

## Aufgabe 21.3

> PH Kap. 21.3.3

Pflege bei Hyperthyreose

Nennen Sie allgemeine Pflegemaßnahmen bei einem Patienten mit einer Hyperthyreose und erläutern Sie die Ihres Erachtens nach wichtigen Aspekte der Prävention und Gesundheitsberatung.

| Allgemeine Pflege |  |
|---|---|
| Prävention und Gesundheitsberatung |  |

> PH Kap. 21.5.1

## Aufgabe 21.4

Cushing-Syndrom

Ein **Cushing-Syndrom** kann durch eine Glukokortikoid-Dauertherapie bedingt sein. Nennen Sie Symptome des Cushing-Syndroms und allgemeine Pflegemaßnahmen, die während einer Glukokortikoid-Dauertherapie durchgeführt werden sollten.

Symptome des Cushing-Syndroms

___

___

___

___

Pflege bei Glukokortikoid-Dauertherapie

___

___

___

___

> PH Kap. 21.6

## Aufgabe 21.5

Diabetes mellitus

Tragen Sie die Unterscheidungsmerkmale der beiden aufgeführten Diabetesformen in die Tabelle ein.

**Tab. 21.3**

|  | Diabetes mellitus Typ 1 | Diabetes mellitus Typ 2 |
|---|---|---|
| **Manifestationsalter** |  |  |
| **Ursache und Auslöser** |  |  |
| **Erbliche Komponente** |  |  |
| **Klinik** |  |  |
| **Laborbefunde** |  |  |
| **Stoffwechsellage** |  |  |
| **Therapie** |  |  |

## Aufgabe 21.6

> PH Kap. 21.6.3

Diabetisches Koma

Bei einem Patienten mit einem diabetischen Koma sind besondere Pflege- und Überwachungsmaßnahmen erforderlich. Welche?

___

## Aufgabe 21.7

> PH Kap. 21.6.4

Hypoglykämie

**Hypoglykämien** treten überwiegend bei bekannten Diabetikern als Folge einer Arzneimittelüberdosierung, zu später oder/und zu geringer Aufnahme von Kohlenhydraten, Alkoholgenuss oder schwerer körperlicher Anstrengung auf. Ergänzen Sie in der Tabelle die Unterscheidungsmerkmale zwischen hyperglykämischem Koma und hypoglykämischem Schock.

**Tab. 21.4**

|  | Hyperglykämisches Koma | Hypoglykämischer Schock |
|---|---|---|
| Beginn |  |  |
| Bedürfnis |  |  |
| Muskulatur |  |  |
| Haut |  |  |
| Atmung |  |  |
| Augäpfel |  |  |
| Symptome |  |  |

> PH Kap. 21.6.5

## Aufgabe 21.8

Diabetische Folgeerkrankungen

Tragen Sie mögliche diabetische Folgeerkrankungen in die Zeichnung ein. Als Hilfe sind häufig betroffene Organe mit einer Hilfslinie markiert.

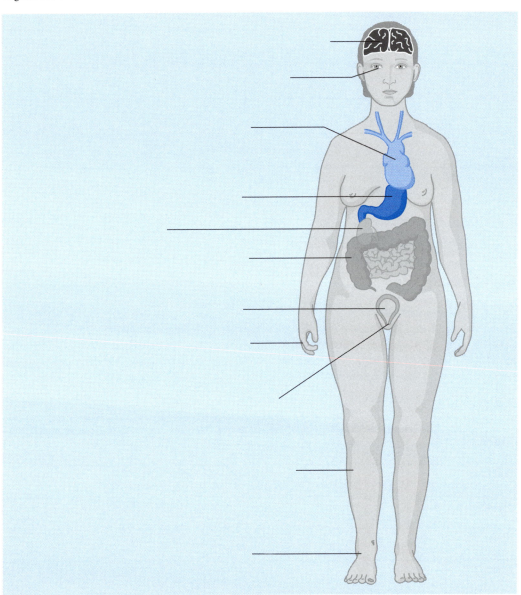

**Abb. 21.1** Diabetische Folgeerkrankungen. [L138]

# Aufgabe 21.9

> PH Kap. 21.6.9

Fußpflege bei Diabetes

Was raten Sie einem Diabetiker, wenn er Sie fragt, wie er Folgeschäden an seinen Füßen vermeiden kann? Welche Grundsätze soll er bei der Fußpflege beachten?

# 22 Pflege von Menschen mit hämatologischen und onkologischen Erkrankungen

> PH Kap. 22.1.3

## Aufgabe 22.1

Pflege bei erhöhter Blutungsneigung

Im Vordergrund der Pflege bei erhöhter Blutungsneigung steht der Schutz vor Verletzungen. Nennen Sie im Rahmen dessen sechs mögliche Pflegemaßnahmen.

> PH Kap. 22.1.4

## Aufgabe 22.2

Pflege bei erhöhter Infektionsgefahr

Welche drei grundsätzlichen Ziele haben die Maßnahmen zum Schutz abwehrgeschwächter Patienten?

1. _____
2. _____
3. _____

## Aufgabe 22.3

> PH Kap. 22.1.4

Schutzisolierung – Hygienemaßnahmen

Nennen Sie Hygienemaßnahmen, die bei einem abwehrgeschwächten Patienten, der in einem Isolierzimmer untergebracht ist, zu beachten sind.

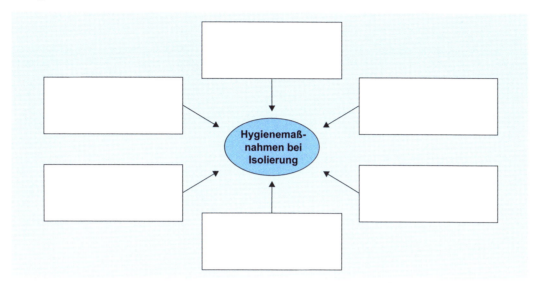

**Abb. 22.1** Schutzisolierung – Hygienemaßnahmen.

## Aufgabe 22.4

> PH 22.1.4

Psychische Betreuung

Die isolierten Patienten befinden sich zusätzlich zu ihrer schweren körperlichen Erkrankung in einer psychischen Ausnahmesituation. Durch welche Maßnahmen können Sie die Patienten in dieser Situation unterstützen?

_____

_____

_____

_____

_____

_____

_____

_____

_____

> PH Kap. 22.2.1

## Aufgabe 22.5

Tumorentstehung

Nach ihrem biologischen Verhalten werden **Tumoren** v. a. in zwei große Gruppen eingeteilt: benigne (gutartige) Tumoren und maligne (bösartige) Tumoren. Ergänzen Sie die Unterscheidungsmerkmale in der folgenden Tabelle.

**Tab. 22.1**

| Eigenschaft | Benigne Tumore | Maligne Tumore |
|---|---|---|
| Größenzunahme | | |
| Abgrenzung zum Nachbargewebe | | |
| Verschieblichkeit zur Umgebung | | |
| Histologie | | |
| Metastasierung | | |
| Auswirkungen auf den Gesamtorganismus | | |
| Behandlung und Prognose | | |

> PH Kap. 22.5.1

## Aufgabe 22.6

Zytostatika – Paravasate

Im Rahmen der **Chemotherapie** bei onkologischen Patienten weisen die Pflegenden den Patienten darauf hin, sich bei Veränderungen oder Schmerzen während der Infusion sofort zu melden. Ist es trotzdem zu einem Paravasat gekommen, sind sofortige Maßnahmen erforderlich. Welche?

## Aufgabe 22.7

> PH Kap. 22.5.2

Strahlentherapie – Nebenwirkungen

Bei Patienten, die mit einer **Strahlentherapie** behandelt werden, zeigen sich neben dem häufig früh auftretendem „Strahlenkater" weitere Nebenwirkungen, die je nach Lokalisation unterschiedlich sein können. Tragen Sie in die Tabelle die jeweils auf das Organ bezogenen Nebenwirkungen ein.

Tab. 22.2

| Organ | Nebenwirkungen |
|---|---|
| Haut | |
| Mundschleimhaut | |
| Lunge | |
| Dünndarm | |
| Rektum | |
| Blase | |
| Blut | |
| Schädel/ZNS | |

## Aufgabe 22.8

> PH Kap. 22.6.1

Anämien – Pflegemaßnahmen

Die mit ca. 80 % häufigste **Anämieform** ist die Eisenmangelanämie. Welche Pflegegrundsätze gelten für die Pflege von Patienten mit einer Eisenmangelanämie?

PH Kap. 22.10.2

## Aufgabe 22.9

Lymphödem

Patienten mit einem **Lymphödem** klagen über Spannungs- und Schweregefühl sowie Brennen und Bewegungseinschränkung der betroffenen Körperregion. Erläutern Sie die Ihres Erachtens nach wichtigen Aspekte der Prävention und Gesundheitsberatung.

# 23 Pflege von Menschen mit rheumatischen Erkrankungen

## Aufgabe 23.1

> PH Kap. 23.1.2

Aktivierende Pflege – Bewegung

Im Rahmen der **aktivierenden Pflege** müssen viele Bereiche des täglichen Lebens bei den Patienten beachtet werden. Welche grundsätzlichen Regeln/Unterstützungsmaßnahmen/Strategien gelten für den Bereich Bewegung, wenn Sie die Grundregel beachten wollen, dass kein Patient mit einer rheumatischen Erkrankung auf Bewegung verzichten soll? Nennen Sie grundsätzlich unterstützende Maßnahmen.

___

___

___

___

## Aufgabe 23.2

> PH Kap. 23.1.2

Sturzgefahr – Umgebung

Die Bewegungseinschränkung bei Patienten mit rheumatischen Erkrankungen führt zu einer erhöhten **Sturzgefahr.** Wie sollte sich ein Patient, z. B. durch Umgestaltung der häuslichen Umgebung, vor einem Sturz schützen? Nennen Sie Maßnahmen, die die Umgebung des Patienten hinsichtlich der Sturzgefahr sicherer werden lassen. Was raten Sie dem Patienten und seinen Angehörigen?

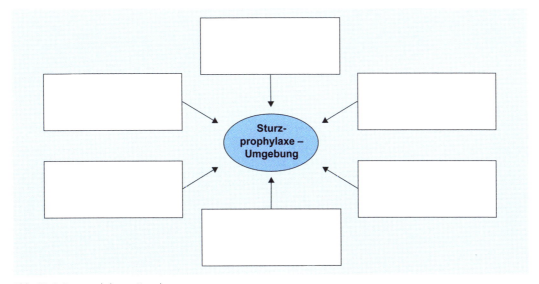

**Abb. 23.1** Sturzprophylaxe – Umgebung.

> PH Kap. 23.1.2

## Aufgabe 23.3

Haut- und Körperpflege

Was raten Sie demselben Patienten hinsichtlich der Haut-/Körperpflege und der Kleidung?

**Tab. 23.1**

| Haut-/Körperpflege | Kleidung |
|---|---|
|  |  |

> PH Kap. 23.1.2

## Aufgabe 23.4

Ernährung bei rheumatischen Erkrankungen

Wie sollte sich ein Patient mit einer rheumatischen Erkrankung ernähren?

_____
_____
_____
_____
_____
_____
_____
_____
_____

## Aufgabe 23.5

Gelenkbeschwerden

Ein Leitsymptom der meisten rheumatischen Erkrankungen ist der **Gelenkschmerz**. Unterscheiden Sie zwischen degenerativem und entzündlich-rheumatischem Gelenkschmerz anhand folgender Merkmale.

Tab. 23.2

|  | Degenerativer Gelenkschmerz | Entzündlich-rheumatischer Gelenkschmerz |
|---|---|---|
| Vorstadium | | |
| Lokalisation | | |
| Schmerz | | |
| Gelenkschwellung | | |
| Fieber | | |
| Verlauf | | |

## Aufgabe 23.6

Physikalische Therapie

Die **Thermotherapie** durch Kälte- oder Wärmeanwendungen lindert bei vielen Patienten die Beschwerden, hemmt die Entzündung und löst Muskelverspannungen. Beide Methoden haben unterschiedliche Indikationen und Kontraindikationen. Benennen Sie diese.

Tab. 23.3

|  | Indikationen | Kontraindikationen |
|---|---|---|
| Wärme | | |
| Kälte | | |

## Aufgabe 23.7

Rheumatoide Arthritis

Unbekannte Auslöser führen bei genetisch Disponierten zu einer **Autoimmunreaktion** besonders gegen körpereigenes Gelenkgewebe. Nach längerem Krankheitsverlauf entwickeln sich typische Fehlstellungen. Ordnen Sie den genannten Fehlstellungen die korrekte Definition zu.

| | |
|---|---|
| A Ulnardeviation | 1 Überstreckung im Fingermittelgelenk bei gleichzeitiger Beugung im Endgelenk. |
| B Schwanenhalsdeformität | 2 Beugekontraktor im Mittelgelenk und Überstreckung im Endgelenk. |
| C Knopflochdeformität | 3 „Abwanderung" der Finger in Richtung Handaußenkante (d. h. Ulna) durch Verschiebung der Gelenkflächen der Fingergrundgelenke (Subluxation). |

Lösung: A __ B __ C __

## Aufgabe 23.8

Systemischer Lupus erythematodes (SLE)
Worum handelt es sich bei diesem Krankheitsbild?

_____
_____

Was sind wichtige Pflegemaßnahmen und Pflegestrategien beim SLE?

_____
_____
_____
_____
_____
_____
_____
_____

# 24 Pflege von Menschen mit orthopädischen Erkrankungen

## Aufgabe 24.1
> PH Kap. 24.1.3

Pflege nach orthopädischen Eingriffen

Die sogenannte DMS-Kontrolle ist bei Patienten nach orthopädischen Eingriffen besonders wichtig. Wofür stehen diese drei Buchstaben?

D _____

M _____

S _____

## Aufgabe 24.2
> PH Kap. 24.1.3

Prophylaxen

Besonders nach operativen orthopädischen Eingriffen sind Prophylaxen von besonderer Bedeutung. Tragen Sie Grundsätze und Begründungen in die Tabelle ein.

**Tab. 24.1**

| Dekubitusprophylaxe | Thromboseprophylaxe | Kontrakturenprophylaxe |
|---|---|---|
|  |  |  |

## Aufgabe 24.3
> PH Kap. 24.1.4

Pflege bei Anlage eines Gipsverbandes

Nennen Sie die wichtigsten Pflegegrundsätze, die Sie vor der Anlage eines Gipsverbandes bei einem Patienten beachten müssen. Gemeint sind die allgemeinen Grundsätze, unabhängig von der Lokalisation.

_____

_____

_____

_____

> PH Kap. 24.1.4

## Aufgabe 24.4

Pflege bei Anlage eines Gipsverbandes

Um Komplikationen nach Anlage eines Gipsverbandes frühzeitig zu erkennen, ist es wichtig, über die entsprechenden Warnzeichen/Anzeichen Bescheid zu wissen. Nennen Sie vier dieser Warnzeichen.

___

___

___

___

___

> PH Kap. 24.4.1

## Aufgabe 24.5

Verbände

Die unten aufgeführten Verbandarten haben verschiedene Zielsetzungen. Tragen Sie diese in die Tabelle ein.

**Tab. 24.2**

| Verbandart | Zielsetzung |
|---|---|
| Rucksack-verband | |
| Desault-Verband | |
| Gilchrist-Verband | |
| Zinkleim-verband | |
| Funktioneller Tape-Verband | |

> PH Kap. 24.5.1

## Aufgabe 24.6

Osteoporose

Definieren Sie den Begriff **Osteoporose.**

___

___

# Aufgabe 24.7

> PH Kap. 24.5.1

Prävention bei Osteoporose

Ziel der **Osteoporoseprävention** ist es, in jungen Jahren eine optimale Knochenmasse aufzubauen und im Alter den Knochenabbau zu verringern. Diese Maßnahmen sind sowohl (noch) Gesunden als auch Betroffenen zu erläutern. Nennen Sie einige Beispiele zur Osteoporoseprävention.

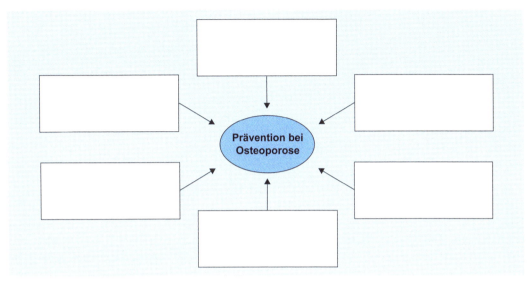

**Abb. 24.1** Prävention bei Osteoporose.

# Aufgabe 24.8

> PH Kap. 24.7.1

Pflege bei Spül-Saug-Drainage

Durch Spülen mit bis zu 2–5 l Ringer-Lösung täglich (evtl. mit Antibiotika- oder Antiseptikazusatz) wird eine infizierte Wundhöhle mechanisch gereinigt. Welche Pflegegrundsätze müssen Sie bei der Pflege eines Patienten mit einer Spül-Saug-Drainage beachten?

_____
_____
_____
_____
_____
_____
_____
_____

> PH Kap. 24.11.1

## Aufgabe 24.9

Angeborene Hüftdysplasie

Als **angeborene Hüftdysplasie** bezeichnet man die Entwicklungsstörung der Hüftpfanne mit postnataler Entwicklung einer (Teil-)Luxation des Hüftgelenks. Nennen und beschreiben Sie die wichtigsten klinischen Untersuchungsbefunde bei Neugeborenen und jungen Säuglingen.

_____

_____

_____

_____

> PH Kap. 24.11.7

## Aufgabe 24.10

Pflege bei TEP

Patienten mit zementierten und zementfreien **Hüftendoprothesen** werden, falls vom Operateur nicht ausdrücklich anders festgelegt, ab dem Abend des Operationstages oder am ersten postoperativen Tag mobilisiert. Welche Bewegungen sind unmittelbar postoperativ mit erhöhter Luxationsgefahr verbunden und daher untersagt?

_____

_____

_____

# 25 Pflege von Menschen mit traumatologischen Erkrankungen

## Aufgabe 25.1
> PH Kap. 25.4

Luxation

Definieren Sie den Begriff **Luxation** und nennen Sie sowohl sichere, als auch unsichere Luxationszeichen.

| Luxation | |
|---|---|
| Sichere Luxationszeichen | |
| Unsichere Luxationszeichen | |

## Aufgabe 25.2
> PH Kap. 25.5.3

Therapieprinzipien bei Frakturen

Ziel jeder Frakturbehandlung ist eine möglichst frühzeitige Remobilisation des Patienten bei bestmöglicher (Langzeit-)Funktion des verletzten Körperteils. Hierzu dient das **Konzept der drei Rs.** Benennen und erläutern Sie, wofür die drei Buchstaben stehen.

R _____

R _____

R _____

> PH Kap. 25.5.3

## Aufgabe 25.3

Osteosynthese

Die operative Retention durch **Osteosynthese** ist bei unterschiedlichen Frakturformen angezeigt, wobei zahlreiche Osteosyntheseverfahren zur Verfügung stehen. Benennen und beschreiben Sie die abgebildeten Osteosyntheseverfahren.

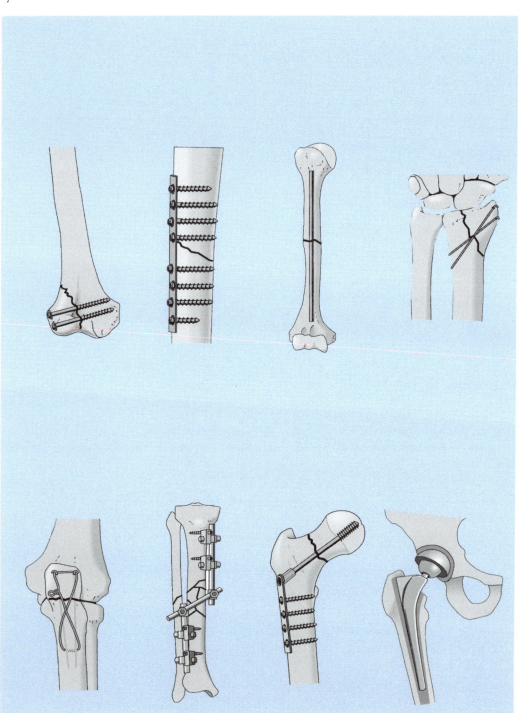

**Abb. 25.1** Verschiedene Osteosyntheseverfahren. [L190]

## Aufgabe 25.4

> PH Kap. 25.5.3

Verfahren der Frakturbehandlung

Ergänzen Sie in der Tabelle jeweils zwei Vor- und Nachteile der unterschiedlichen Verfahren zur Frakturbehandlung.

Tab. 25.1

|  | Vorteile | Nachteile |
|---|---|---|
| Gipsbehandlung |  |  |
| Extension |  |  |
| Osteosynthese |  |  |

## Aufgabe 25.5

> PH Kap. 25.7.2

Pflege bei HWS-Fraktur

Welche Pflegemaßnahmen, besonders in den Bereichen Beobachtung und Lagerung, sind bei einem Patienten mit einer stabilen HWS-Fraktur zu beachten?

_____

_____

_____

➤ PH Kap. 25.7.8

## Aufgabe 25.6

Oberschenkelfrakturen

In der Abbildung sehen Sie die gängigen Oberschenkelfrakturen. Benennen Sie diese.

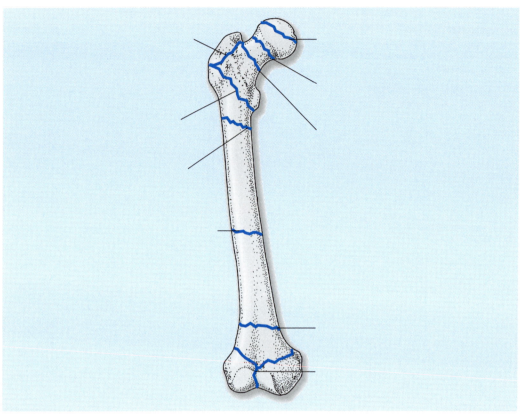

**Abb. 25.2** Oberschenkelfrakturen. [L190]

➤ PH Kap. 25.8

## Aufgabe 25.7

Thoraxverletzungen

Welche Erstmaßnahmen ergreifen Sie bei einem Patienten mit Verdacht auf eine Thoraxverletzung?

_____

_____

_____

_____

_____

_____

_____

_____

## Aufgabe 25.8

> PH Kap. 25.10

Polytrauma

Wie würden Sie den Begriff **Polytrauma** übersetzen?

_____

_____

Ein Patient mit einem Polytrauma wird am Unfallort reanimiert. Was ist zu den beiden Kriterien „Zeit" und „Ziel" bezogen auf die Erstmaßnahmen der Reanimationsphase zu sagen?

| Zeit | |
|---|---|
| Ziel | |

## Aufgabe 25.9

> PH Kap. 25.10

Polytrauma – erste operative Phase

In kritischen Situationen muss der Patient ohne weitere Diagnostik notfallmäßig in der ersten operativen Phase chirurgisch versorgt werden (Akutchirurgie). Nennen Sie Indikationen, die für eine sofortige Operation sprechen.

_____

_____

_____

_____

_____

_____

_____

# 26 Pflege von Menschen mit Infektionskrankheiten

> PH Kap. 26.2.1

## Aufgabe 26.1

Infektion – Infektionskrankheit

Definieren Sie die beiden aufgeführten Begriffe.

| Infektion | |
| --- | --- |
| Infektionskrankheit | |

> PH Kap. 26.2.1

## Aufgabe 26.2

Grundbegriffe

Ordnen Sie den Fachbegriffen die korrekten Erläuterungen zu.

| | |
| --- | --- |
| A  Epidemie | 1  Dauerverseuchung – der Erreger ist in einer bestimmten Region ständig vorhanden. |
| B  Pandemie | 2  Zeitlich und örtlich begrenzte Häufung von Infektionskrankheiten. |
| C  Endemie | 3  Ausbreitung einer zeitlich und örtlich begrenzten Häufung von Infektionskrankheiten über einen Kontinent oder die ganze Welt. |

Lösung: A __ B __ C __

> PH Kap. 26.2.2

## Aufgabe 26.3

Übertragungswege

Der **Übertragungsweg** einer Infektionskrankheit hängt u. a. von der Empfindlichkeit des Erregers gegenüber äußeren Bedingungen und von seiner Ein- und Austrittspforte ab. Erläutern Sie in diesem Zusammenhang die aufgeführten Begriffe.

| Direkte Kontaktinfektion | |
| --- | --- |
| Indirekte Kontaktinfektion | |

# Aufgabe 26.4

> PH Kap. 26.2.4

Ablauf einer Infektionskrankheit

Jede Infektionskrankheit verläuft in Stadien. Erläutern Sie kurz die aufgeführten Phasen.

| Invasionsphase | |
|---|---|
| Inkubationszeit | |
| Phase des Krankseins | |
| Überwindungsphase | |

# Aufgabe 26.5

> PH Kap. 26.5

Sepsis

Definieren Sie den Begriff **Sepsis**.

_____

_____

# Aufgabe 26.6

> PH Kap. 26.5

Pflege bei Sepsis

Welche Parameter sind bei der Patientenbeobachtung eines Patienten mit einer Sepsis besonders zu beachten?

_____

_____

_____

_____

> PH Kap. 26.6.5

## Aufgabe 26.7

Infektiöse Gastroenteritis

Als **infektiöse Gastroenteritis** bezeichnet man die ansteckende (Brech-)Durchfallerkrankung, die durch eine Vielzahl von Erregern verursacht werden kann. Nennen Sie sechs Erreger, die eine infektiöse Gastroenteritis auslösen können.

_____

_____

_____

_____

_____

_____

> PH Kap. 26.11

## Aufgabe 26.8

Meldepflicht

In welchem Gesetz sind die Regelungen zur Meldepflicht zu finden?

_____

Bei welcher Behörde erfolgt die Meldung?

_____

Wer ist zur Meldung verpflichtet?

_____

Wann muss die Meldung erfolgen?

_____

> PH Kap. 26.11

## Aufgabe 26.9

Meldepflicht

Nennen Sie fünf Erkrankungen, bei denen der Krankheitsverdacht, die Erkrankung und der Tod meldepflichtig sind.

_____

_____

_____

_____

_____

# 27 Pflege von Menschen mit Erkrankungen des Immunsystems

## Aufgabe 27.1
➤ PH Kap. 27.1.3

HIV-Infektion und AIDS

Beschreiben Sie in Stichworten die Übertragung des HIV.

_____

_____

_____

Welches sind die Hauptübertragungswege?

_____

_____

_____

## Aufgabe 27.2
➤ PH Kap. 27.1.3

Hygiene bei aidskranken Menschen

Welche hygienischen Grundregeln und welche speziellen Hygienemaßnahmen sind im pflegerischen Umgang mit aidskranken Patienten angebracht?

_____

_____

_____

_____

_____

_____

_____

_____

> PH Kap. 27.1.3

## Aufgabe 27.3

Infektionsschutz des Personals

Welche Maßnahmen sind im Pflegealltag zu treffen, um sich vor einer Infektion mit dem HIV zu schützen?

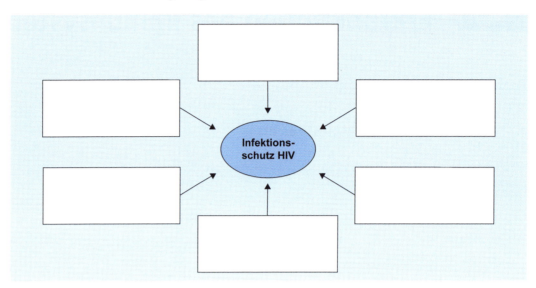

**Abb. 27.1** Infektionsschutz HIV.

> PH Kap. 27.2

## Aufgabe 27.4

Allergien

Wie würden Sie den Begriff **Allergie** übersetzen?

_____

Wie nennt man im Klinikalltag eine gefährliche Komplikation einer allergischen Reaktion?

_____

> PH Kap. 27.2.1

## Aufgabe 27.5

Intrakutantests – Pflege

Da bei **Intrakutantests** stets die Gefahr eines anaphylaktischen Schocks besteht, ist eine sorgfältige Patientenbeobachtung während und mindestens eine halbe Stunde nach der Testung unabdingbar. Auf welche Anzeichen beobachten Sie den Patienten?

_____

_____

_____

_____

## Aufgabe 27.6

> PH Kap. 27.2.2

Spezifische Hyposensibilisierung

Die **spezifische Hyposensibilisierung** ist eine mögliche Allergiebehandlung, die v. a. bei relativ jungen Patienten mit kurzer Krankheitsdauer erfolgversprechend ist. Erläutern Sie in diesem Zusammenhang die in der Tabelle aufgeführten Abkürzungen.

| SIT | |
|---|---|
| SCIT | |
| SLIT | |

## Aufgabe 27.7

> PH Kap. 27.3

Autoimmunerkrankung

Definieren Sie den Begriff **Autoimmunerkrankung.**

_____

_____

## Aufgabe 27.8

> PH Kap. 27.3

Immunsuppressiva

Bei **Immunsuppressiva** handelt es sich um Arzneimittel, die das Immunsystem und die von ihm ausgehenden Abwehrreaktionen unterdrücken. Sie werden vor allem bei schweren Allergien und Autoimmunerkrankungen eingesetzt. Nennen Sie eine weitere Indikation für den Einsatz von Immunsuppressiva und begründen Sie Ihre Aussage.

| Indikation | |
|---|---|
| Begründung | |

## Aufgabe 27.9

> PH Kap. 27.3

Immunsuppressiva

**Immunsuppressiva** sind chemisch völlig unterschiedliche Substanzen mit verschiedenen Wirkmechanismen. Nennen Sie vier Arten/Gruppen von Immunsuppressiva.

_____

_____

_____

_____

# 28 Pflege von Menschen mit Haut- und Geschlechtskrankheiten

> PH Kap. 28.1.1

## Aufgabe 28.1

Infektiöse Hauterkrankungen – Hygienegrundsätze

Patienten mit **ansteckenden Hauterkrankungen** durch Viren, Bakterien oder Parasiten sowie mit infizierten, offenen Wunden sind Keimträger. Welche hygienischen Grundsätze müssen Sie bei diesen Patienten besonders beachten?

_____
_____
_____
_____

> PH Kap. 28.2.2

## Aufgabe 28.2

Pruritus

Definieren Sie den Begriff **Pruritus** und nennen Sie nicht-medikamentöse lindernde Maßnahmen.

| Pruritus | |
|---|---|
| Lindernde Maßnahmen | |

> PH Kap. 28.4.1

## Aufgabe 28.3

Lokaltherapeutika

Viele Hauterkrankungen werden äußerlich mit **Lokaltherapeutika** (Externa) behandelt. Aus welchen drei Komponenten bestehen dermatologische Lokaltherapeutika?

_____
_____
_____

# Aufgabe 28.4

> PH Kap. 28.4.3

Systemische Medikation

Viele dermatologische Erkrankungen bedürfen neben der lokalen Therapie zusätzlich systemisch wirksamer Arzneimittel. Nennen Sie Erkrankungen/Krankheitsbilder, bei denen die aufgeführten Arzneimittel zum Einsatz kommen.

Tab. 28.1

| Arzneimittel | Erkrankung/Krankheitsbild |
|---|---|
| Antibiotika | |
| Antimykotika | |
| Antihistaminika | |
| Glukokortikoide | |
| Immunsuppressiva | |
| Biologika | |
| Retinoide | |

# Aufgabe 28.5

> PH Kap. 28.5.2

Bakteriell bedingte Hauterkrankungen

Ordnen Sie den Begriffen die korrekte Definition zu.

| | | | |
|---|---|---|---|
| A | Follikulitis | 1 | Rezidivierendes Auftreten der Erkrankung, oft über Jahre. |
| B | Furunkel | 2 | Flächenhafte, eitrige Entzündung durch Verschmelzen mehrerer Einzelerscheinungen. |
| C | Furunkulose | 3 | Oberflächliche Entzündung des Haarbalges, meist durch Staphylococcus aureus. |
| D | Karbunkel | 4 | Tiefe Entzündung des Haarbalges mit Abszessbildung. |

Lösung: A __ B __ C __ D __

> PH Kap. 28.5.4

## Aufgabe 28.6

Parasitär bedingte Hauterkrankungen

Definieren Sie die aufgeführten Begriffe.

**Tab. 28.2**

| Skabies | Pedikulose |
|---|---|
|  |  |

> PH Kap. 28.6.3

## Aufgabe 28.7

Latexallergie

5–17 % der im medizinischen Bereich Tätigen leiden unter einer **Latexallergie.** Was beinhaltet die Prävention einer Latexallergie unter anderem?

_____
_____
_____
_____
_____
_____

> PH Kap. 28.7.1

## Aufgabe 28.8

Neurodermitis

Die Krankheitsentstehung der **Neurodermitis** ist multifaktoriell und noch immer nicht ganz geklärt. Welche Faktoren begünstigen die Entstehung einer Neurodermitis?

_____
_____
_____
_____
_____
_____

# Aufgabe 28.9

> PH Kap. 28.7.1

Hautpflege bei Neurodermitis

Bei einem Patienten mit **Neurodermitis** müssen alle Pflegetätigkeiten sehr vorsichtig durchgeführt werden, da die Haut der Patienten insbesondere im akuten Schub bei Berührung schmerzt. Welche weiteren Grundsätze sind bei der Hautpflege eines Menschen mit Neurodermitis zu beachten?

_____

_____

_____

_____

# Aufgabe 28.10

> PH Kap. 28.8

Psoriasis vulgaris – Lokalisation

Die **Psoriasis** ist durch ein Zusammenspiel genetischer Faktoren und exogener Auslöser bedingt. Die Hauterscheinungen treten an Körperstellen auf, die für die Erkrankung typisch sind. Zeichnen Sie diese Prädilektionsstellen der Psoriasis vulgaris in die Abbildung ein.

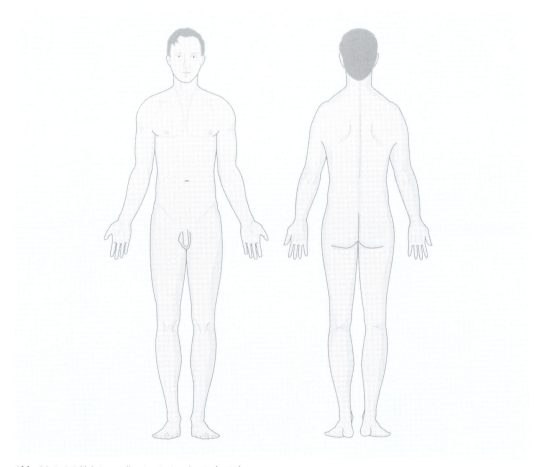

**Abb. 28.1** Prädilektionsstellen Psoriasis vulgaris. [L138]

# 29 Pflege von Menschen mit Erkrankungen der Niere und der ableitenden Harnwege

> PH Kap. 29.1.2

## Aufgabe 29.1

Beobachten, Beurteilen und Intervenieren

Erkrankungen der Niere und der ableitenden Harnwege verändern die Situation des Patienten auf vielfältige Weise. Nennen Sie, unabhängig von der konkreten Erkrankung, übergeordnete Verhaltensregeln, Empfehlungen und Pflegemaßnahmen für die beiden aufgeführten Bereiche bei Patienten mit Erkrankungen der Niere/der ableitenden Harnwege.

Tab. 29.1

| Ausscheidung | Ernährung |
|---|---|
|  |  |

> PH Kap. 29.1.3

## Aufgabe 29.2

Suprapubische Blasendrainage

Eine **suprapubischer Blasenkatheter** *(suprapubische Blasendrainage, suprapubische Blasen[punktions]fistel, Zystostomie)* wird durch die Bauchdecke in die gefüllte Blase eingeführt und fixiert. Welche Materialien bereiten Sie zum Legen einer suprapubischen Blasendrainage vor?

_____

_____

_____

_____

_____

_____

_____

_____

## Aufgabe 29.3

> PH Kap. 29.1.4

Pflege bei Nephrostomie

Bei einer **Nephrostomie** *(äußere Nierenfistel)* wird das Nierenbecken durch das Nierengewebe hindurch drainiert und der Urin über einen Katheter durch die Haut nach außen abgeleitet. Benennen Sie die in der Abbildung eingezeichneten Katheter.

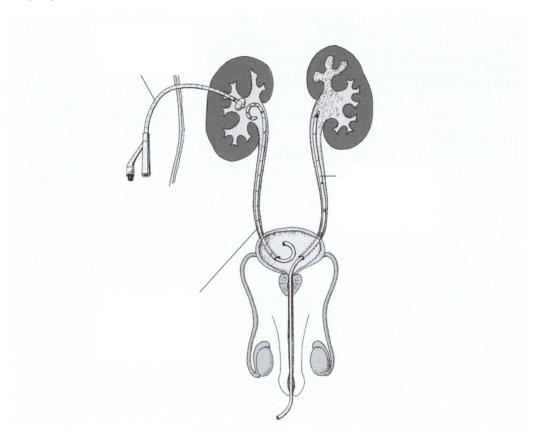

**Abb. 29.1** Häufige Katheter nach nephrologischen und urologischen Operationen. [L190]

## Aufgabe 29.4

> PH Kap. 29.1.6

Pflege bei Nierenersatztherapie

**Nierenersatztherapien** sollen eine ausgefallene Nierenfunktion bestmöglich übernehmen. Auch die Dialyse zählt zu dieser Therapieform. Welche allgemeinen pflegerischen Maßnahmen müssen Sie kennen und beachten, wenn es um die Pflege von Dialysepatienten geht?

___
___
___
___
___

> PH Kap. 29.2

## Aufgabe 29.5

Hauptbeschwerden und Leitbefunde

Definieren/erläutern Sie die aufgeführten Symptome/Befunde.

**Tab. 29.2**

| Symptom/Befund | Definition |
| --- | --- |
| Oligurie | |
| Anurie | |
| Polyurie | |
| Pollakisurie | |
| Nykturie | |
| Dysurie | |
| Algurie | |

> PH Kap. 29.5.3

## Aufgabe 29.6

Akute Pyelonephritis

Definieren Sie den Begriff **akute Pyelonephritis.**

___

___

Bei Patienten mit einer akuten Pyelonephritis müssen häufig Pflegemaßnahmen ergriffen werden, die Sie von Patienten mit Fieber und/oder einer Zystitis kennen. Welche zusätzlichen/besonderen Pflegemaßnahmen kommen bei einem Patienten mit einer akuten Pyelonephritis in Betracht?

___

___

___

___

___

___

## Aufgabe 29.7

► PH Kap. 29.5.7

Akutes Nierenversagen

Beim **akuten Nierenversagen** handelt es sich um eine plötzliche, erhebliche Funktionsverschlechterung der Nieren bei vorher Nierengesunden bis zum Funktionsausfall. Dieses lebensbedrohliche Krankheitsbild wird in vier Stadien unterteilt. Tragen Sie in die Abbildung die Dauer und eine Kurzbeschreibung des jeweiligen Stadiums ein.

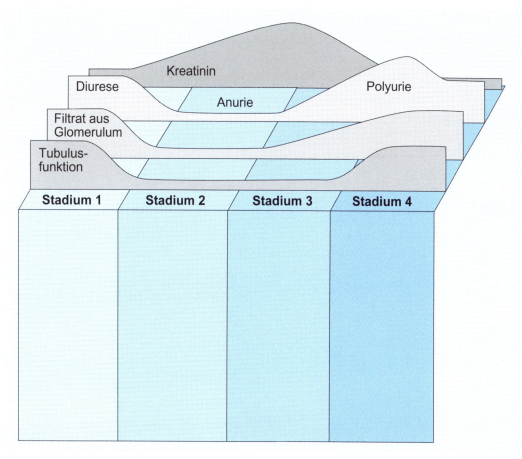

**Abb. 29.2** Stadien des akuten Nierenversagens.

## Aufgabe 29.8

► PH Kap. 29.5.11

Pflege bei Nierensteinen

Bei der **Nephrolithiasis** (= Urolithiasis, Nierensteinleiden, -krankheit) bilden sich Konkremente in den ableitenden Harnwegen, die häufig mit typischen Schmerzanfällen, den Nierenkoliken einhergehen. Was können Sie mit pflegerischen Mitteln tun, um die Behandlung eines Patienten mit Nierensteinen zu unterstützen?

_____

_____

_____

_____

> PH Kap. 29.6.2

## Aufgabe 29.9

Benignes Prostatasyndrom/Prostatahyperplasie

Die Symptome bei einer Prostatahyperplasie entstehen durch die zunehmende Verengung der Harnröhre mit daraus resultierender Harnabflussbehinderung und werden in drei Stadien eingeteilt. Erläutern Sie die drei Stadien.

| Stadium I | |
|---|---|
| Stadium II | |
| Stadium III | |

> PH Kap. 29.7.4

## Aufgabe 29.10

Varikozele und Hydrozele

Ordnen Sie den Begriffen auf der linken Seite die korrekte Beschreibung zu.

| A Varikozele | 1 Krampfaderartige Erweiterung, Verlängerung und Schlängelung der Hodenvene und des Venengeflechts im Hodensack. Altersgipfel 15.–25. Lebensjahr. |
|---|---|
| B Hydrozele | 2 Angeborene oder erworbene Ansammlung von seriöser Flüssigkeit zwischen den Hodenhüllen. |

Lösung: A __ B __

> PH Kap. 29.11

## Aufgabe 29.11

Störungen des Säure-Basen-Haushalts

Der arterielle Blut-pH-Wert ist das zentrale Kriterium für eine Einteilung der Begriffe **Alkalose** und **Azidose**. Definieren Sie beide Begriffe (bezogen auf den pH-Wert) und geben Sie mögliche Ursachen an.

Tab. 29.3

| | Alkalose | Azidose |
|---|---|---|
| Definition | | |
| Ursachen | | |

# 30 Pflege von Frauen mit gynäkologischen Erkrankungen und bei Schwangerschaft, Geburt und Wochenbett

## Aufgabe 30.1
> PH Kap. 30.1.5

Besonderheiten der Pflege bei gynäkologischen Operationen

**Gynäkologische Operationen** umfassen sowohl diagnostische als auch therapeutische Eingriffe. Viele Eingriffe können beiden Zwecken dienen. Erläutern Sie die Besonderheiten der Pflege bei gynäkologischen Operationen. Die übergeordneten Kriterien sind in der Tabelle bereits enthalten.

Tab. 30.1

| Pflegebereich | Erläuterung |
|---|---|
| Postoperative Überwachung | |
| Positionsunterstützung | |
| Mobilisation | |
| Körperpflege | |
| Ausscheidung | |
| Kostaufbau | |

> PH Kap. 30.1.5

## Aufgabe 30.2

Lymphödemprophylaxe

Warum ist nach vielen gynäkologischen Operationen die Lymphödemprophylaxe besonders wichtig?

_____

_____

_____

> PH Kap. 30.2.2

## Aufgabe 30.3

Zyklusstörungen

Übersetzen Sie die aufgeführten Fachbegriffe.

| Eumenorrhö | |
|---|---|
| Menorrhagie | |
| Brachymenorrhö | |
| Hypermenorrhö | |
| Polymenorrhö | |
| Oligomenorrhö | |

> PH Kap. 30.3.2

## Aufgabe 30.4

Bildgebende Verfahren zur Darstellung der weiblichen Brust

Erläutern Sie die aufgeführten Begriffe und nennen Sie die Indikation/Fragestellung, mit der diese Verfahren in der gynäkologischen Diagnostik eingesetzt werden.

Tab. 30.2

| Verfahren | Erläuterung | Indikation/Fragestellung |
|---|---|---|
| Mammographie | | |
| Mammasonographie | | |

## Aufgabe 30.5

> PH Kap. 30.4.2

Mammakarzinom

Die Krebserkrankung der Brust ist mit 29 % aller Tumoren der häufigste bösartige Tumor bei Frauen. Dabei sind die Quadranten der Brust statistisch betrachtet unterschiedlich häufig betroffen. Tragen Sie die prozentuale Häufigkeitsverteilung des Mammakarzinoms in die Abbildung ein.

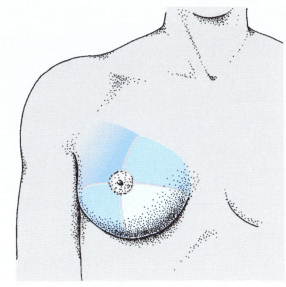

**Abb. 30.1** Häufigkeitsverteilung des Mammakarzinoms. [L190]

## Aufgabe 30.6

> PH Kap. 30.6.2

Pflege bei Hysterektomie

Warum ist die psychische Begleitung von Patientinnen nach einer Hysterektomie von besonderer Bedeutung?

_____

_____

_____

## Aufgabe 30.7

> PH Kap. 30.13.1

Schwangerschaftszeichen

Zu den wichtigsten frühen wahrscheinlichen **Schwangerschaftszeichen** zählt neben dem Ausbleiben der Menstruation der HCG-Nachweis, der meist ab dem ersten Tag nach Ausbleiben der Menstruation gelingt. Sichere Schwangerschaftszeichen gehen jedoch vom Kind aus. Nennen Sie vier dieser sicheren Schwangerschaftszeichen.

_____

_____

_____

_____

> PH Kap. 30.13.3

## Aufgabe 30.8

Schwangerschaftsvorsorgeuntersuchungen

Im Rahmen der **Schwangerenvorsorge** sind nach den Mutterschaftsrichtlinien zehn Untersuchungen vorgesehen. Was beinhalten diese Untersuchungen?

> PH Kap. 30.13.3

## Aufgabe 30.9

Entbindungstermin: Naegele-Regel

Wie lautet die **Naegele-Regel,** nach der man den voraussichtlichen Entbindungstermin einer Schwangeren errechnen kann?

> PH Kap. 30.13.3

## Aufgabe 30.10

Entbindungstermin: Anwendung der Naegele-Regel

Errechnen Sie den voraussichtlichen Entbindungstermin nach der Naegele-Regel mit folgenden Informationen: Der 1. November 2011 war der erste Tag der letzten Regelblutung. Die Frau hatte eine durchschnittliche Zyklusdauer von 30 Tagen.

Rechnung:

Voraussichtlicher Entbindungstermin:

## Aufgabe 30.11

> PH Kap. 30.15.3

Veränderungen der Placenta

Bei einer **Placenta praevia** handelt es sich um eine atypische Plazentalokalisation im unteren Anteil des Uterus. Hierbei werden mehrere Formen unterschieden. Benennen Sie die abgebildeten atypischen Plazentalokalisationen.

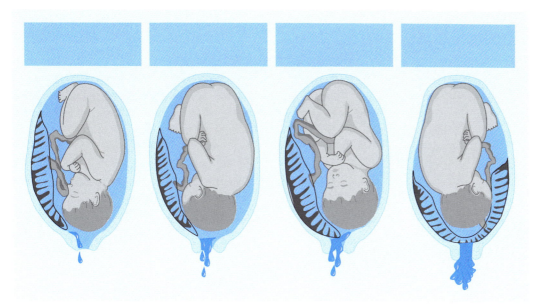

**Abb. 30.2** Tiefer Sitz der Plazenta und Formen der Placenta praevia. [L138]

## Aufgabe 30.12

> PH Kap. 30.15.5

Abort

Als **Abort** wird die vorzeitige Ausstoßung des Embryos oder Fetus bei einem Gewicht unter 500 g und Fehlen aller Lebenszeichen definiert. Übersetzen Sie die aufgeführten Fachbegriffe.

Tab. 30.3

| Fachbegriff | Übersetzung |
| --- | --- |
| Abortus imminens | |
| Abortus incipiens | |
| Abortus incompletus | |
| Abortus completus | |
| Missed abortion | |

> PH Kap. 30.18

## Aufgabe 30.13

Apgar-Schema

Das von der Anästhesistin *Virginia Apgar* entwickelte Punkte-Schema dient der Zustandsbeurteilung von Neugeborenen unmittelbar nach der Geburt. Zur Gedächtnisstütze werden die Beurteilungskriterien so formuliert, dass ihre Anfangsbuchstaben ebenfalls das Wort „Apgar" ergeben. Nennen Sie diese fünf gebräuchlichen Beurteilungskriterien.

A _____

P _____

G _____

A _____

R _____

> PH Kap. 30.23.2

## Aufgabe 30.14

Beobachtung des Neugeborenen

Die Erkrankungshäufigkeit im Neugeborenenalter hängt stark von der intrauterinen Entwicklungszeit des Kindes ab, dem **Gestationsalter.** Als reif oder termingerecht wird ein Kind mit einem Gestationsalter von 260–293 Tagen (vollendete 37. bis vollendete 42. SSW) bezeichnet. Nennen Sie acht Merkmale, die das reife Neugeborene auszeichnen.

# 31 Pflege von Menschen mit Augenerkrankungen

## Aufgabe 31.1

➤ PH Kap. 31.1.1

Situation des Patienten

Eine stationäre Augenbehandlung bedeutet für den Patienten oft eine zumindest zeitweilige **Einschränkung des Sehvermögens,** z. B. durch eine Operation oder diagnostische Maßnahmen. Dies versetzt besonders den Erwachsenen in Hilflosigkeit (er steht plötzlich „im Dunkeln") und kann vorübergehend zur Pflegebedürftigkeit führen. Welche Vorkehrungen können Sie treffen, um den Krankenhausaufenthalt für sehbehinderte Patienten sicherer zu gestalten?

_____

_____

_____

_____

_____

## Aufgabe 31.2

➤ PH Kap. 31.1.5

Beim Umgang mit Augenmedikamenten haben sich, wie in allen med.-pflegerischen Fachbereichen, bestimmte Abkürzungen etabliert. Was bedeuten die folgenden Abkürzungen? Geben Sie die lateinische Bezeichnung und die deutsche Übersetzung an.

| OD | |
|---|---|
| OS | |
| OU | |

## Aufgabe 31.3

➤ PH Kap. 31.1.5

Medikamente – Umgang

Neben den allgemein üblichen Regeln im Umgang mit Arzneimitteln (➤ PH Kap. 15.2.8, ➤ PH Kap. 15.2.9) sind beim Umgang mit Augenmedikamenten besondere Regeln zu beachten. Welche?

_____

_____

_____

_____

> PH Kap. 31.1.5

## Aufgabe 31.4

Augentropfen – Patientenanleitung

Viele Patienten müssen zu Hause kurzzeitig oder auf Dauer „tropfen": Die Pflegenden müssen sie oder ihre Angehörigen daher rechtzeitig anleiten. Was sagen oder empfehlen Sie dem Patienten und seinen Angehörigen?

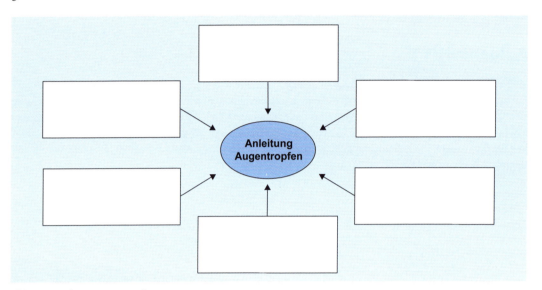

**Abb. 31.1** Anleitung Augentropfen.

> PH Kap. 31.5.2

## Aufgabe 31.5

Erkrankungen von Augenlid und Tränenorganen

Ordnen Sie den Begriffen auf der linken Seite die korrekte Definition auf der rechten Seite zu.

| | |
|---|---|
| A  Gerstenkorn | 1  Meist staphylokokkenbedingte, akute, eitrige Infektion der Liddrüsen. |
| B  Hagelkorn | 2  Chronische Entzündung infolge eines Sekretstaus in den Meibom-Talgdrüsen im Ober- oder Unterlid. |

Antwort: A __ B __

Was ist die Therapie der Wahl beim Hagelkorn?

_____

## Aufgabe 31.6

Brechungsfehler

Als **Brechungsfehler** bezeichnet man die durch abnorme Brechkraft der Hornhaut oder der Linse oder durch abnorme Länge des Augapfels bedingte unscharfe Abbildung der Außenwelt auf der Netzhaut. Übersetzen Sie die Fachbegriffe.

| Myopie | |
| --- | --- |
| Hypermetropie | |
| Presbyopie | |
| Astigmatismus | |

## Aufgabe 31.7

Katarakt

Übersetzen Sie den Begriff **Katarakt.**

_____

Nach einer Katarakt-Operation sind neben den allgemeinen postoperativen Pflegemaßnahmen weitere, speziell bei diesem Krankheitsbild zu beachtende Maßnahmen nötig. Nennen Sie drei dieser Maßnahmen.

_____

_____

_____

## Aufgabe 31.8

Schielen

Als **Schielen** *(Strabismus)* bezeichnet man die Abweichung der Augenachsen von der (normalen) Parallelstellung beim Blick in die Ferne. Dabei werden verschiedene Formen unterteilt. Ordnen Sie die Begriffe, Übersetzungen und Definitionen korrekt zu, sodass sich Dreierpaare ergeben.

A  Begleitschielen

B  Lähmungs-
   schielen

C  Strabismus
   incomitans

D  Strabismus
   concomitans

E  Augenmuskellähmung bedingtes Schielen, das in jedem Alter auftreten kann.

F  Häufigste Form, der Schielwinkel ist in alle Blickrichtungen in etwa gleich groß. Zugrunde liegen meist Augenfehler, insbesondere eine höhergradige Weitsichtigkeit.

Antwort: A __ __  B __ __

# 32 Pflege von Menschen mit Hals-Nasen-Ohren-Erkrankungen

> PH Kap. 32.1.1

## Aufgabe 32.1

Beobachten, Beurteilen und Intervenieren

Obwohl es sich bei vielen HNO-Operationen um relativ kleine Eingriffe handelt, beeinträchtigen sie den Patienten teils erheblich, sodass spezielle Pflegemaßnahmen erforderlich werden. Tragen Sie zu den genannten Oberbegriffen Ihre grundsätzlichen Überlegungen zur Pflege ein, ohne das konkrete Krankheitsbild zu kennen. Gefragt sind übergeordnete Aspekte, die bei allen Patienten mit HNO-Erkrankungen/-Operationen gültig sind.

| Atmung | |
|---|---|
| Ernährung | |
| Haut | |
| Kommunikation (v. a. Sprechstörungen/ Hörgeräte) | |
| Bewusstsein | |

> PH Kap. 32.1.2

## Aufgabe 32.2

Applikation von Nasentropfen und Nasensalben

Patienten, die an der Nase operiert wurden, sollten Manipulationen an der inneren und äußeren Nase unbedingt vermeiden. Welche Regeln, neben den hygienischen Vorgaben, müssen Sie und/oder der Patient daher bei der Applikation von Nasentropfen einhalten?

___

___

Was ist anders, wenn es sich um eine Nasensalbe handelt?

___

___

## Aufgabe 32.3

> PH Kap. 32.1.5

Präoperative Beratung vor Nasenoperationen

Welche Grundsätze und Regeln vermitteln Sie dem Patienten hinsichtlich der Nachblutungsgefahr bei Nasenoperationen im Vorfeld der Operation?

_____
_____
_____
_____
_____

## Aufgabe 32.4

> PH Kap. 32.2.2

Schwerhörigkeit

Bei der **Schwerhörigkeit** werden grundsätzlich zwei Formen unterschieden. Benennen und erläutern Sie diese.

| | |
|---|---|
| 1. | |
| 2. | |

## Aufgabe 32.5

> PH Kap. 32.4.1

Erkrankungen des äußeren Ohrs – Fremdkörper

Welche wichtige Grundregel müssen Sie beachten, wenn Sie einen Patienten mit einem Fremdkörper im äußeren Ohr antreffen? Begründen Sie Ihre Aussage.

_____
_____
_____
_____

> PH Kap. 32.5.3

## Aufgabe 32.6

Erkrankungen der Nasennebenhöhlen

Übersetzen Sie die folgenden Fachbegriffe.

| Akute Rhinosinusitis | |
|---|---|
| Pansinusitis | |
| Sinusitis maxillaris | |
| Sinusitis frontalis | |
| Sinusitis ethmoidalis | |
| Sinusitis sphenoidalis | |

Wie sieht die übliche Behandlungsstrategie bei einer akuten Rhinosinusitis aus?

_____
_____
_____

> PH Kap. 32.6.1

## Aufgabe 32.7

Tonsillektomie: Entlassungsberatung

Als **Tonsillektomie** bezeichnet man die operative Entfernung der Gaumenmandeln. Was empfehlen Sie einem Patienten nach einer Tonsillektomie, der aus der Klinik nach Hause entlassen werden soll?

_____
_____
_____
_____

> PH Kap. 32.8.3,
> PH Kap. 32.8.4

## Aufgabe 32.8

Erkrankungen des Larynx

Definieren Sie die beiden Begriffe.

| Pseudokrupp | |
|---|---|
| Epiglottitis | |

# Aufgabe 32.9

> PH Kap. 32.8.3,
> PH Kap. 32.8.4

Pseudokrupp und Epiglottitis

Um die beiden Krankheitsbilder differenzieren zu können, sind in der Tabelle Merkmale aufgeführt, die eine Hilfe bei der Unterscheidung darstellen können. Tragen Sie die Ausprägung des jeweiligen Kriteriums in die Tabelle ein.

Tab. 32.1

|  | Pseudokrupp | Epiglottitis |
|---|---|---|
| Allgemeinzustand | | |
| Fieber | | |
| Schluckstörung | | |
| Halsschwellung | | |
| Speichelfluss | | |
| Kloßige Stimme | | |
| Heiserkeit | | |
| Bellender Husten | | |
| Inspiratorischer Stridor | | |
| Position des Kindes | | |
| Häufiges Lebensalter | | |
| Jahreszeit | | |
| Rezidive | | |

> PH Kap. 32.8.6

## Aufgabe 32.10

Bösartige Larynxtumoren

**Kehlkopfkrebs** tritt mit ca. 25–30 % aller Kopf-Hals-Karzinome verhältnismäßig häufig auf. Die Beschwerden des Patienten hängen von der Tumorlokalisation ab. Tragen Sie in die Tabelle die für die genannte Lokalisation typischen Symptome ein.

Tab. 32.2

| Lokalisation des Tumors | Symptome |
|---|---|
| Supraglottisch | |
| Glottisch | |
| Subglottisch | |

# 33 Pflege von Menschen mit neurologischen und neurochirurgischen Erkrankungen

## Aufgabe 33.1

> PH Kap. 33

Medizinische Fachgebiete

Erläutern Sie die unten genannten medizinischen Fachgebiete. Verzichten Sie dabei auf die Verwendung von Fremdwörtern.

| Neurologie | |
|---|---|
| Neurochirurgie | |

## Aufgabe 33.2

> PH Kap. 33.1.2

Beobachten, Beurteilen und Intervenieren

Patienten mit neurologischen und neurochirurgischen Erkrankungen haben oft mit Einschränkungen in vielen Bereichen des täglichen Lebens zu tun. Wenngleich stets die individuelle Pflege eines jeden Patienten wichtig ist, kann man gemeinsame Prinzipien/Schwerpunkte im pflegerischen Handeln festlegen, die bei vielen dieser Patienten gleich sind. Ergänzen Sie in diesem Sinn die Tabelle.

Tab. 33.1

| Bereich | Beschreibung | Maßnahmen/Prinzipien/Grundsätze |
|---|---|---|
| Bewegung | Viele der neurologischen und neurochirurgischen Patienten sind in ihrer Bewegungsfähigkeit eingeschränkt. Bewegungseinschränkungen müssen differenziert erfasst und ihre Auswirkungen für den Patienten beurteilt werden. | |
| Haut | Oft benötigen Patienten aufgrund von Bewegungseinschränkungen sowie Planungs- und Handlungsschwierigkeiten Unterstützung bei der Körperpflege. | |
| Atmung | Bei vielen neurologischen Erkrankungen kann es durch Beeinträchtigung der Atemzentren im Gehirn oder durch Lähmung der Atemmuskulatur zu Störungen der Atmung kommen. | |
| Körpertemperatur | Bei zahlreichen Erkrankungen des Gehirns kann die Regulation der Körpertemperatur gestört sein. Mögliche Folgen sind z. B. starke Schwankungen der Körpertemperatur oder zentrales Fieber. | |

**Tab. 33.1** (Forts.)

| Bereich | Beschreibung | Maßnahmen/Prinzipien/Grundsätze |
|---|---|---|
| Ernährung | Neurologische Erkrankungen können zu Schluckstörungen (Dysphagie) während allen Phasen des Schluckens führen. | |
| Ausscheidung | Viele Patienten, die in der Neurologie behandelt werden, haben Probleme mit der Blasen-Darm-Entleerung. | |
| Schlafen | Neurologische Patienten sind erkrankungsbedingt oft in ihrem Schlaf-wach-Rhythmus gestört. | |
| Kommunikation | Die Kommunikationsfähigkeit kann durch eine neurologische Erkrankung auf ganz unterschiedliche Weise beeinträchtigt sein. | |

➤ PH Kap. 33.2.4

## Aufgabe 33.3

Lähmungen

Als **motorische Lähmung** wird eine Bewegungseinschränkung oder -unfähigkeit durch Ausfall der motorischen Nervenbahnen oder Störungen in der Skelettmuskulatur bezeichnet. In diesem Zusammenhang spricht man oft von Parese und Plegie. Definieren Sie die beiden Begriffe und machen Sie den Unterschied deutlich.

| Parese | |
|---|---|
| Plegie | |

➤ PH Kap. 33.2.4

## Aufgabe 33.4

Lähmungen

Ordnen Sie den Fachbegriffen auf der linken Seite der Tabelle die jeweils korrekte Beschreibung auf der rechten Seite zu.

A  Hemiparese bzw. Hemiplegie

B  Tetraparese bzw. Tetraplegie

C  Monoparese bzw. Monoplegie

D  Paraparese bzw. Paraplegie

1  Unvollständige bzw. vollständige Lähmung einer einzelnen Gliedmaße (Arm oder Bein).

2  Unvollständige bzw. vollständige Lähmung einer Körperhälfte (rechts oder links).

3  Unvollständige bzw. vollständige Lähmung beider Arme oder beider Beine.

4  Unvollständige bzw. vollständige Lähmung aller vier Gliedmaßen (beide Arme und beide Beine).

Lösungen: A __ B __ C __ D __

# Aufgabe 33.5

PH Kap. 33.2.7

Ataxie

Mit dem Begriff **Ataxie** bezeichnet man einen gestörten Bewegungsablauf durch mangelhafte Koordination der Muskeln. Hauptursachen sind Schädigungen des Kleinhirns, des Rückenmarks (insbesondere der Hinterstränge) oder peripherer Nerven. Der „Finger-Nase-Versuch" lässt Rückschlüsse auf die gesunden oder pathologischen Bewegungsabläufe zu. Wie bezeichnet man die abgebildeten Bewegungsmuster bzw. wann treten die abgebildeten Bewegungsmuster auf?

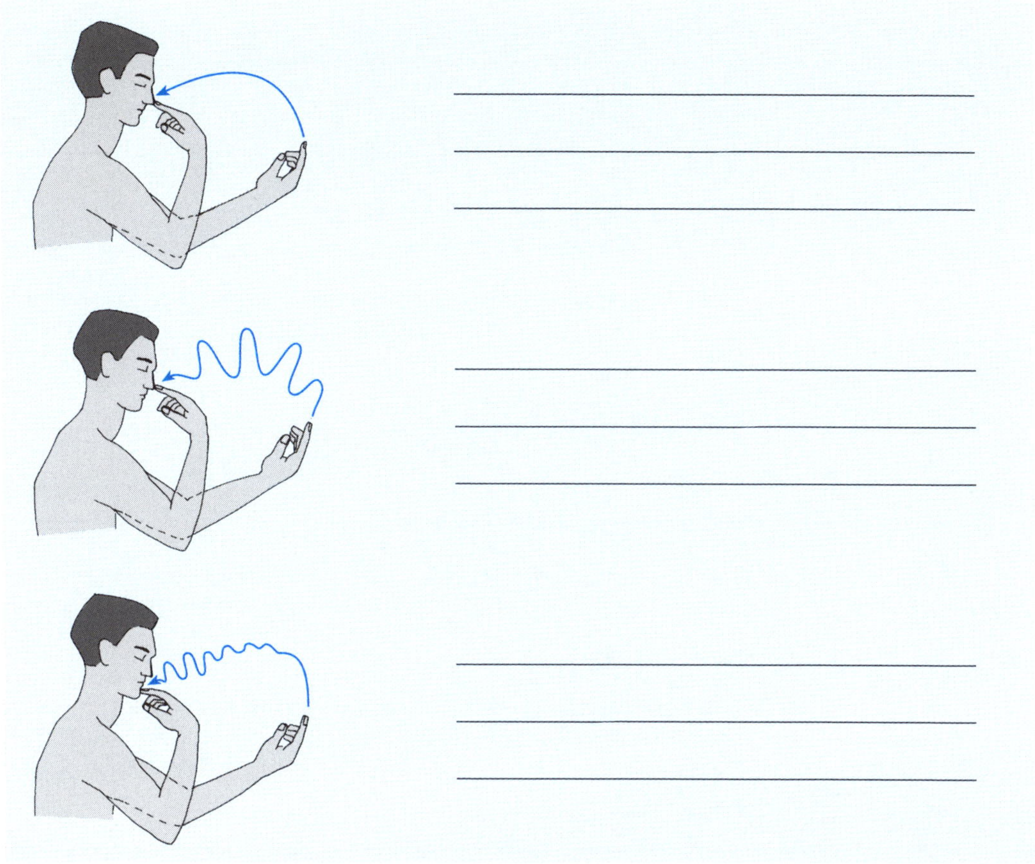

_____
_____
_____

_____
_____
_____

_____
_____
_____

**Abb. 33.1** Finger-Nase-Versuch. [L215]

> PH Kap. 33.2.9

## Aufgabe 33.6

Aphasie und weitere Werkzeugstörungen

Neben der häufigen, aber in unterschiedlichster Ausprägung auftretenden **Aphasie,** können weitere **Werkzeugstörungen** vorkommen. Als Werkzeugstörung bezeichnet man dabei eine zentralnervös bedingte Störung sogenannter „höherer" Hirnleistungen, wobei Sinnesorgane und ausführende Organe intakt sind. Erläutern Sie die aufgeführten Werkzeugstörungen.

| Agraphie | |
|---|---|
| Alexie | |
| Akalkulie | |
| Apraxie | |
| Agnosie | |
| Neglect | |

> PH Kap. 33.2.10

## Aufgabe 33.7

Bewusstseinsstörungen – Glasgow-Koma-Skala

Zur exakten Einstufung der Bewusstseinslage eines Patienten wird oft die **Glasgow-Koma-Skala** verwendet, bei der die sprachlichen und motorischen Reaktionen, sowie das Augenöffnen des Patienten mit Punkten bewertet werden. Tragen Sie in die Spalte 2 der Tabelle die Abstufungen der jeweiligen Reaktion ein.

Tab. 33.2

| Funktion | Reaktion des Patienten | Bewertung [Punkte] |
|---|---|---|
| Augen öffnen | | 4 |
| | | 3 |
| | | 2 |
| | | 1 |
| Verbale Reaktion | | 5 |
| | | 4 |
| | | 3 |
| | | 2 |
| | | 1 |
| Motorische Reaktion auf Schmerzreize | | 6 |
| | | 5 |
| | | 4 |
| | | 3 |
| | | 2 |
| | | 1 |

## Aufgabe 33.8

> PH Kap. 33.3.2

Lumbalpunktion

Bei einer **Lumbalpunktion** wird der liquorhaltige Duralsack im Lendenwirbelsäulenbereich mit einer langen Hohlnadel zu diagnostischen und/oder therapeutischen Zwecken punktiert. Sie sollen die Lumbalpunktion bei einem Patienten vorbereiten. Was müssen Sie beachten? Als Hilfe sind einige übergeordnete Kriterien schon genannt:

| Material | |
|---|---|
| Labor | |
| Information des Patienten | |
| Sonstiges | |

## Aufgabe 33.9

> PH Kap. 33.6

Schlaganfall – Risikofaktoren

Mit ca. 200.000 Fällen pro Jahr ist der **Schlaganfall** die dritthäufigste Todesursache in Deutschland sowie eine wesentliche Ursache von Pflegebedürftigkeit. Welche Risikofaktoren begünstigen die Entstehung eines Schlaganfalls?

_____

_____

_____

_____

_____

_____

# 34 Pflege von Menschen mit psychischen Erkrankungen

> PH Kap. 34

## Aufgabe 34.1

Fachgebiete

Beschreiben Sie die aufgeführten Fachbegriffe und Fachgebiete.

**Tab. 34.1**

| Fachbegriff/Fachgebiet | Beschreibung |
|---|---|
| Psyche | |
| Psychologie | |
| Psychiatrie | |
| Psychotherapie | |
| Psychosomatik | |

> PH Kap. 34.1

## Aufgabe 34.2

Ziele der psychiatrischen Behandlung und Pflege

Moderne Behandlungskonzepte in Medizin und Pflege integrieren psychische und somatische Aspekte bei verschiedenen Erkrankungen und berücksichtigen auch die sozialen Lebensbedingungen. Nennen Sie drei allgemeine Ziele der psychiatrischen Behandlung und Pflege.

_____

_____

_____

_____

## Aufgabe 34.3

> PH Kap. 34.1.2

Patientenbeobachtung

Im Unterschied zur somatischen Pflege werden bei der **Patientenbeobachtung in der Psychiatrie** andere Schwerpunkte gesetzt. Worauf sollten Sie bei Patienten in der Psychiatrie besonders achten? Geben Sie mindestens fünf Aspekte an.

## Aufgabe 34.4

> PH Kap. 34.1.2

Subjektivität von Beobachtungen

Beobachtungen sind subjektiv. Ob z. B. ein Patient auf eine Pflegekraft einen unruhigen Eindruck macht oder nicht, hängt auch von deren Temperament und ihrer momentanen Befindlichkeit ab. Gleichzeitig haben die Beobachtungen teils große Bedeutung für den Kranken. Zunehmende Unruhe kann z. B. als Hinweis auf eine Zustandsverschlechterung gewertet werden, sodass der Patient keinen Ausgang erhält oder seine Medikation verändert wird. Wie können Sie die Subjektivität der Beobachtungen minimieren?

## Aufgabe 34.5

> PH Kap. 34.1.10

Aggressionen

Als **Aggression** wird das Angriffsverhalten gegen Dinge, andere Menschen oder die eigene Person (Autoaggression) beschrieben. Aggressionen treten in allen zwischenmenschlichen Beziehungen auf. Was kann in der Psychiatrie aggressives Verhalten beim Patienten auslösen?

> PH Kap. 34.2.5

## Aufgabe 34.6

Denkstörungen

Erläutern Sie den Unterschied zwischen formalen und inhaltlichen Denkstörungen.

| Formale Denkstörung | |
|---|---|
| Inhaltliche Denkstörung | |

> PH Kap. 34.6.1

## Aufgabe 34.7

Diagnosekriterien der Schizophrenie

Die Diagnose einer **schizophrenen Störung** wird nach Ausschluss organischer Störungen aufgrund des psychopathologischen Befundes gestellt. Gemäß ICD (> PH Kap. 14.10, > PH Kap. 34.5) ist es erforderlich, dass eindeutige Symptome einer bestimmten Gruppe über eine bestimmte Zeit vorliegen. Nennen Sie fünf dieser eindeutigen Symptome.

___

> PH Kap. 34.16

## Aufgabe 34.8

Suizidgefahr

Nennen Sie mindestens vier Warnsignale, die bei einem Patienten in der Psychiatrie auf einen drohenden Suizid hinweisen können.

___

# Lösungen

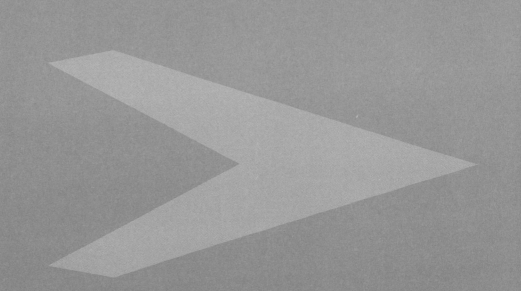

# Kapitel 1

## Aufgabe 1.1

**Naturwissenschaftliches Menschenbild:** Hier wird der Mensch auf das Schema „Ursache und Wirkung" reduziert. Sowohl der menschliche Körper als auch seine Handlungen werden hierdurch erklärbar und ggf. beeinflussbar: Die naturwissenschaftliche Medizin führt Krankheiten auf bestimmte Ursachen, z. B. Gen- bzw. Zelldefekte, zurück.

**Sozialwissenschaftliches Menschenbild:** Der Mensch ist ein soziales Wesen, d. h. er ist – zumindest im Kindesalter – auf andere angewiesen und lebt darüber hinaus meist in Gemeinschaft mit anderen Menschen. In den verschiedenen Lebenswelten wie Elternhaus, Freundeskreis, Arbeitsstätte usw. lernt der Mensch über die Sprache die jeweiligen Regeln, Werte und Erwartungsanforderungen kennen.

Die **Kultur- bzw. Gesellschaftswissenschaften** beschäftigen sich mit den Bedingungen des menschlichen Lebens und suchen nach Antworten, wie die Kultur im Hinblick auf den Menschen verbessert werden kann.

Das **philosophische Menschenbild** betrachtet zum einen die Fähigkeit des Menschen, seinem Leben einen Sinn zu geben, und zum anderen, durch sein Handeln diesem Lebenssinn zu entsprechen.

Ein **theologisches Menschenbild** – unabhängig von einer konkreten Glaubensrichtung – geht davon aus, dass der Mensch seine letztendliche Bestimmung nicht in Beweiszusammenhängen, sondern im Glauben findet.

## Aufgabe 1.2

- Schutz des Lebens (Tötungsverbot)
- Schutz der Unversehrtheit des Menschen. Hintergrund ist die Würdehaftigkeit des Menschen, die dazu führt, dass jede med.-pflegerische Intervention grundsätzlich der Zustimmung des Hilfe- und Pflegebedürftigen oder eines dazu berechtigten Dritten bedarf (Verbot der Körperverletzung)
- Schutz der Freiheit des Einzelnen, v. a. in der Bestimmung seines Aufenthaltes und seiner Bewegungsaktivitäten oder im Umgang mit freiheitsentziehenden Maßnahmen
- Schutz vor körperlicher, seelischer oder materieller Schädigung durch Dritte (Sicherheitsvorgaben)
- Schutz vor Weitergabe vertraulicher Daten (Datenschutzbestimmungen/Schweigepflicht)
- Schutz der Mitarbeiter vor Überforderung und Ausbeutung (Arbeitsrechte und Arbeitspflichten)

## Aufgabe 1.3

**Norm** (lat. norma = Regel): Eine bestimmte Erwartungsanforderung an ein Mitglied einer Gemeinschaft oder Gruppe
**Normativ:** Ein bestimmtes Verhalten wird eingefordert, z. B. „Sei pünktlich!"
**Moral:** Summe der Normen an die einzelnen Mitglieder einer Gemeinschaft oder einer Gruppe von Menschen
**Moralisch:** Eine Wertung, die an eine Moral gebunden ist. Moralisch (normkonform) ist ein Verhalten dann, wenn es dem Anspruch der Gruppennormen entspricht. Unmoralisch (nonkonform) dagegen heißt, der Anspruch an sich oder das Verhalten entspricht nicht der Gruppennorm
**Kultur:** Summe der Moralvorstellungen in einer Gemeinschaft oder Gruppe von Menschen

## Aufgabe 1.4

**Ethik:** Die wissenschaftliche Lehre vom guten Leben und rechten Handeln
**Ethisch:** Der individuelle Denkprozess über das, was man für gut halten soll

## Aufgabe 1.5

Auf der Gemeinwohlebene steht das Selbstbestimmungsrecht des Patienten (**Autonomie-Prinzip**) im Gegensatz zum allgemeinen Regelwissen, d. h., was im Allgemeinen der Gesundheit des Patienten nützlich ist (**Nonmaleficence-Prinzip**). Sollen Sie dem Wunsch des Patienten nach einem Nachtstuhl oder der Funktionsnorm Steckbecken entsprechen? Um in der direkten Pflege verantwortlich zu handeln, müssen Pflegende zwischen konkurrierenden Normen abwägen. Durch eine rationale Auseinandersetzung kann die Handlungsoption bestimmt werden, die das Beste für den Patienten und die Sache darstellt.

## Aufgabe 1.6

A3, B4, C2, D1

# Kapitel 2

## Aufgabe 2.1

Die **Geschichte der Pflege** ist so alt wie die Geschichte der Menschheit selbst. Die Wurzeln der ersten Beschreibungen von Heilrezepten, von „Rhythmen, die sich positiv auf einen Menschen auswirken", gehen bis weit vor unsere Zeitmessung zurück. Bei den Griechen, den Römern, überall finden sich Zeugnisse, die auf pflegerische und medizinische Inhalte zurückgeführt werden können. Dabei gab es anfänglich keine Trennung zwischen Heilkunst und Pflege. 1836 gründen *Friederike Fliedner* und ihr Mann, der protestantische Geistliche *Theodor Fliedner*, in Kaiserswerth den *Evangelischen Verein für christliche Krankenpflege*, um den zunehmenden sozialen Problemen der Industrialisierung zu begegnen. Die *Kaiserswerther Diakonie* umfasste eine protestantische Krankenpflegeschule, die erstmals eine theoretische und eine praktische Ausbildung für die Krankenpflege vorsah.

## Aufgabe 2.2

**May:** Mediziner; 1781: Initiierung einer ersten „Ausbildung" im Bereich der Pflege; er gründet eine Krankenwärterschule, die eine dreimonatige Ausbildung zur Berufsausübung vorsieht.
**Fliedner:** ➤ Lösung Aufgabe 2.1
**Nightingale:** Mitte des 19. Jh.; Grundstein für die Pflege als eigene Profession (Aufzeichnungen von *F. Nightingale*). Sie können auch als Anstoß für die Entwicklung der Pflege als Wissenschaft gesehen werden. *Nightingale* suchte als Erste nach wissenschaftlichen Beweisen für die von ihr bei der Pflege britischer Soldaten im Krimkrieg beobachteten Phänomene. Dabei erkannte sie, dass die genaue Aufzeichnung und Messung der Ergebnisse pflegerischer und medizinischer Betreuung ungeheuer wichtig für die Entwicklung effizienter Betreuung und Behandlung kranker Menschen ist.

## Aufgabe 2.3

*Agnes Karll* (1868–1927) ist die Erste, die in Deutschland eine Berufsorganisation in der Pflege gründet. 1903 initiierte sie in Berlin die *Berufsorganisation der Krankenpflegerinnen Deutschlands sowie der Säuglings- und Wohlfahrtspflegerinnen (BO)*, aus der der *DBfK (Deutscher Berufsverband für Pflegeberufe)* hervorging.

## Aufgabe 2.4

A = Fachkompetenz; B = Methodenkompetenz; C = Sozialkompetenz; D = Personalkompetenz (= Humankompetenz)

## Aufgabe 2.5

Siehe Tabelle unten.

## Aufgabe 2.6

Eine **Weiterbildung** in der Pflege schließt sich an die grundständige Ausbildung an, um sich für eine entsprechende Tätigkeit oder ein berufliches Betätigungsfeld zu

Kapitel 2, Aufgabe 5

**Tab. L2.1**

| | Gesetzliche Grundlage der Ausbildung und Prüfung | Dauer der Ausbildung | Berufsbezeichnung |
|---|---|---|---|
| **Gesundheits- und Krankenpflege** | Ausbildungs- und Prüfungsverordnung für die Berufe in der Krankenpflege (KrPflAPrV) vom 10.11.2003 | 3 Jahre | Gesundheits- und Krankenpfleger/Gesundheits- und Krankenpflegerin |
| **Gesundheits- und Kinderkrankenpflege** | Ausbildungs- und Prüfungsverordnung für die Berufe in der Krankenpflege (KrPflAPrV) vom 10.11.2003 | 3 Jahre | Gesundheits- und Kinderkrankenpfleger/Gesundheits- und Kinderkrankenpflegerin |
| **Gesundheits- und Krankenpflegehilfe** | Landesrechtlich geregelte schulische Ausbildung an Berufsfachschulen für Krankenpflegehilfe | 1 Jahr | Gesundheits- und Krankenpflegehelfer/Gesundheits- und Krankenpflegehelferin |
| **Altenpflege** | Ausbildungs- und Prüfungsverordnung für den Beruf der Altenpflegerin und des Altenpflegers (Altenpflege-Ausbildungs- und Prüfungsverordnung – AltPflAPrv) vom 26.11.2002 | 3 Jahre | Altenpfleger/Altenpflegerin |
| **Altenpflegehilfe** | Landesrechtlich geregelte schulische Ausbildung an Berufsfachschulen oder Fachschulen. Nur in Hamburg handelt es sich um einen Bildungsgang im Rahmen einer dualen Ausbildung nach dem Berufsbildungsgesetz | Die Ausbildung dauert in Vollzeit in der Regel 1 Jahr. In Schleswig-Holstein und Mecklenburg-Vorpommern dauert sie 1½ Jahre, in Hamburg (duale Ausbildung) 2–3 Jahre | Altenpflegehelfer/Altenpflegehelferin |

spezialisieren. Hier sind oftmals spezielle Kenntnisse und Fähigkeiten erforderlich, die im Rahmen der Grundausbildung nicht umfassend vermittelt werden. Während Weiterbildungen auf ein neues Aufgabengebiet vorbereiten, also in der Regel mit einem Wechsel der Position oder des Arbeitsplatzes verbunden sind, haben **Fortbildungen** die Aufgabe, die Qualifikation des Mitarbeiters an seinem Arbeitsplatz zu erhalten bzw. auszubauen. Eine Fortbildung muss jedoch nicht unbedingt ein spezifisches Pflegethema beinhalten.

# Kapitel 3

Aufgabe 3.1

- Zwang der Kliniken, wirtschaftlich arbeiten zu müssen. Die Liegedauer wird zunehmend verkürzt, indem Patienten früher entlassen werden. Viele Kliniken bauen Betten ab
- Zahl der alten, insbesondere multimorbiden Menschen steigt
- Zunahme von Ein-Personen-Haushalten in kleinen Wohnungen und einem individuellen Lebensstil, sodass immer weniger Pflegebedürftige von ihren Angehörigen gepflegt werden (können)
- Zunehmende Berufstätigkeit von Frauen, die bei der Pflege ihrer Angehörigen nur noch eingeschränkt zu Verfügung stehen
- Vermehrter Wunsch von Patienten, in den eigenen vier Wänden gepflegt zu werden statt in einer ihnen fremden Klinik. Damit kommen sie dem Ziel, Kosten im Gesundheitswesen einzusparen, meist entgegen
- Wachsender Bedarf an häuslicher Kinderkrankenpflege, z. B. aufgrund von Frühgeborenen mit Behinderungen

Kapitel 3, Aufgabe 5

Aufgabe 3.2

Das **Krankenhausfinanzierungsgesetz (KHG)** regelt in Deutschland die wirtschaftliche Sicherheit und Qualität der Krankenhäuser. Es sieht eine duale Finanzierung vor. **Diagnosis Related Groups** (**DRGs,** *Diagnosebezogene Fallgruppen*): Entgeltsystem für Krankenhäuser, das sich an Diagnosen, durchgeführten Maßnahmen, Nebendiagnosen, Komplikationen, Beatmungszeiten und Patientenmerkmalen (z. B. Alter, Geschlecht) orientiert.

Aufgabe 3.3

Der Pflegeaufwand wird erfasst, um z. B.:
- Erbrachte Leistungen nachzuweisen
- Kosten für bestimmte Pflegetätigkeiten oder pro Patient zu ermitteln
- EDV-gestützte Pflegedokumentationssysteme einsetzen zu können
- Bedarf an Pflegenden zu messen und vorherzusagen
- Pflegequalität zu überprüfen, z. B. ob die geplante Maßnahme zum richtigen Zeitpunkt durchgeführt wurde
- Veränderungen im Gesundheitswesen erkennen zu können und daraus politische Entscheidungen für die Zukunft abzuleiten

Aufgabe 3.4

A2, B1, C4, D3

Aufgabe 3.5

Siehe Tabelle unten.

**Tab. L3.1**

| | Funktionspflege | Bereichspflege | Primary Nursing |
|---|---|---|---|
| Sicht des Patienten | • Im Extremfall lernt der Patient für jede Tätigkeit eine neue Pflegekraft kennen<br>• Wünsche können verloren gehen, wenn die angesprochene Pflegekraft eine andere Funktion hat („Kollege kommt gleich") oder sich der Wunsch über einen längeren Zeitraum erstreckt | • Patient hat pro Schicht nur einen Ansprechpartner | • Fester Ansprechpartner des Patienten für den Gesamtaufenthalt ermöglicht langfristige Absprachen<br>• Pflege ist für den Patienten nachvollziehbar |
| Gültigkeit pflegerischer Entscheidungen | • Im besten Fall schichtbezogen gültig | • Gültig bis zum Ende der Schicht | • Kontinuierlich, der Pflegeplan darf nur durch die Primary Nurse geändert werden |

**Tab. L3.1** (Forts.)

| | Funktionspflege | Bereichspflege | Primary Nursing |
|---|---|---|---|
| Reflexion – Möglichkeit, die eigene Pflege zu beurteilen und dazuzulernen | • Ähnliche Tätigkeiten, bei mehreren Patienten an einem Tag ausgeführt, ermöglichen sehr schnell einen Vergleich | • Verschiedene Tätigkeiten, bei einem Patienten ausgeführt, erleichtern es, sich in seine Lage zu versetzen, seine Belastbarkeit und Kooperationsfähigkeit abzuschätzen. Die Beurteilbarkeit endet jedoch am Ende der Schicht<br>• Ein Vergleich von ähnlichen Tätigkeiten ist nur über einen längeren Zeitraum möglich | • Das Ergebnis der gesamten Versorgung im Krankenhaus und der eigene Anteil daran können beurteilt werden. Es ergibt sich ein Gesamtbild, das am ehesten der Sicht des Patienten nahekommt |
| Qualifikation der Pflegenden | • Es können auch Hilfskräfte eingesetzt werden<br>• Durch das Ausführen zergliederter Einzelhandlungen kann es zum Verlust von Qualifikationen kommen | • Pflegende haben die Möglichkeit zur Weiterentwicklung, indem sie immer mehr Verantwortung erhalten<br>• Es besteht ein hoher Anspruch an die Pflegenden, da umfassende Qualifikationen und breit gefächerte Kenntnisse nötig sind | • Insbesondere kommunikative und koordinierende Kompetenzen sind erforderlich<br>• Umfassende Verantwortung trägt zur Selbstständigkeit bei |
| Zeitfaktor | • Vielfach ist eine Zeitersparnis durch Routine möglich<br>• Ggf. entstehen Zeitverluste durch erhöhten Koordinationsaufwand | • Zeitersparnis ist durch Integration verschiedener Tätigkeiten in sinnvolle Abläufe möglich (z. B. Patienten unmittelbar nach Ganzwaschung einreiben, ehe er sich wieder angezogen hat) | • Durch die kontinuierliche Zusammenarbeit entfallen zeitraubende Rückfragen |
| Flexibilität bei wechselnder Belegung oder Personalstärke | • Es besteht die Gefahr, dass die zuletzt zu versorgenden Patienten zu kurz kommen | • Innerhalb einer Schicht können Maßnahmen flexibel verschoben werden | • Prioritäten können gesetzt und Maßnahmen bei Bedarf verschoben werden |
| Auswirkungen auf die Pflegequalität | • Maßnahmen, die sich über einen längeren Zeitraum erstrecken, werden in unterschiedlicher Qualität ausgeführt und leichter vergessen | • Wechselnde Schwerpunkte und unterschiedliche Pflegequalität von Schicht zu Schicht möglich | • Die Qualität bei der Ausführung von Pflegemaßnahmen ist konstant<br>• Die Zusammenarbeit mit anderen Berufsgruppen erfolgt kontinuierlich |
| Einarbeitung neuer Mitarbeiter, Ausbildung | • Das Einüben einer neuen Tätigkeit ist in kurzer Zeit möglich (hohe Übungsfrequenz)<br>• Die (Wechsel-)Wirkungen pflegerischer oder ärztlicher Maßnahmen können nicht erlernt werden | • Evtl. besteht ein erhöhter Zeitbedarf, um Lernziele zu erreichen<br>• Kurzfristige (Wechsel-)Wirkungen pflegerischer oder ärztlicher Maßnahmen sind erfahrbar, z. B. die Reaktion auf Arzneimittel | • Kontinuierliche Arbeit mit denselben Patienten und Mitarbeitern erhöht die Lernmöglichkeiten<br>• Mittel- und langfristige Wirkungen pflegerischer oder ärztlicher Maßnahmen sind erfahrbar |
| Materialvorhaltung | • Gering, z. B. genügen wenige Blutdruckgeräte, da eine Pflegekraft bei allen Patienten der Station den Blutdruck misst | • Höher, da mehrere Pflegende unabhängig voneinander ähnliche Tätigkeiten ausführen | |

### Aufgabe 3.6

**Biologische Desynchronisation.** Verschiedene Körperfunktionen können dem willkürlich geänderten Zeitregime nicht folgen.

**Soziale Desynchronisation.** Schichtarbeiter sind gehindert, soziale Kontakte, Hobbys und Bildungsangebote wahrzunehmen und empfinden dies laut Umfragen als sehr belastend.

**Schlafstörungen.** Schlaf am Tag ist aus physiologischen Gründen kürzer und weniger erholsam. Das entstehende Schlafdefizit kann langfristig zu psychosomatischen Störungen führen.

**Fehlleistungen und Unfälle.** Das nicht beeinflussbare Leistungstief zwischen Mitternacht und 6 Uhr morgens führt zu Konzentrationsschwächen.

**Gesundheitsbeschwerden.** Neben den Schlafstörungen geben Nachtarbeiter häufig Appetitlosigkeit, Magenbeschwerden, innere Unruhe, Nervosität und vorzeitige Ermüdbarkeit an.

## Aufgabe 3.7

**Vermeidung von Überlastung**
- Vor der ersten Nachtwache tagsüber schlafen oder ausruhen
- Immer ausreichend schlafen (ca. acht Stunden)
- Schlafzimmer abdunkeln
- Störungen während des Schlafs vermeiden (Telefon/Türklingel abstellen, Anrufbeantworter einschalten)
- Vor dem Schlafengehen keinen Kaffee oder schwarzen Tee trinken
- Vitaminreiche Ernährung wählen, kleine Portionen essen, eine warme Mahlzeit während der Nacht zubereiten

**Tipps für „normalen" Rhythmus**
- Nach dem Nachtdienst nicht sofort ins Bett gehen, vorher frühstücken
- Nach 4–5 Std. Schlaf aufstehen (Wecker stellen)
- Am Abend evtl. Sport treiben
- Am Abend mit Freunden verabreden und ausgehen
- Sich ausreichend Zeit nehmen für die Umstellung

## Aufgabe 3.8

- Krankheitsbilder aller Patienten
- Untersuchungen und Eingriffe des Tages sowie das aktuelle Befinden der Patienten
- Ärztliche Anordnungen für die Nacht, z. B. Vitalzeichen kontrollieren, Medikamente/Infusionen verabreichen
- Geplante Untersuchungen und Eingriffe am kommenden Tag
- Befinden sich alle Patienten auf der Station oder kommt jemand später, weil er z. B. noch im OP ist oder einen Spaziergang macht?
- Sind Neuzugänge für die Nacht angekündigt?
- Sind alle Patientenbetten belegt? Welche Betten können nachts belegt werden?
- Bleiben Angehörige bei einem Patienten über Nacht? Gibt es andere Absprachen mit Angehörigen?
- Welcher Arzt hat Bereitschaftsdienst? Unter welcher Telefonnummer ist er erreichbar?
- Gibt es eine Hauptnachtwache, die gerufen werden kann?
- Stimmt der Bestand im Betäubungsmittelschrank mit der Dokumentation überein? (Schlüssel übernehmen)
- Welche Organisationsaufgaben können nachts erledigt werden, z. B. Infusionsflaschen für den nächsten Tag bereitstellen?

## Aufgabe 3.9

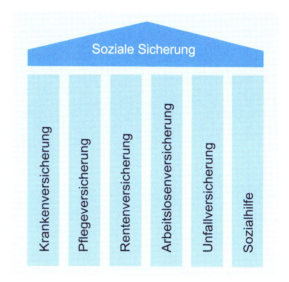

**Abb. L3.1** Die Säulen der sozialen Sicherung.

## Aufgabe 3.10

P = **Plan** = Planen
D = **Do** = Ausführen
C = **Check** = Überprüfen
A = **Act** = Handeln

# Kapitel 4

## Aufgabe 4.1

**Pflegewissenschaft:** Eine empirische, praxisorientierte Disziplin, deren Gegenstandsbereich die Pflege ist und die zum Ziel hat, Grundlagen und allgemeine Prinzipien zur Verbesserung der pflegerischen Dienstleitung zu entwickeln. Sie beschäftigt sich mit dem **Menschen** und seinem **Gesundheitszustand,** dessen **Umwelt** und den Möglichkeiten professioneller **(Pflege-)Handlungen,** die die Lebensqualität dieses Menschen und seiner Bezugspersonen verbessern oder erhalten können.

## Aufgabe 4.2

**Tab. L4.1**

|  | Quantitative Forschung | Qualitative Forschung |
|---|---|---|
| Grundorientierung | Naturwissenschaften | Geisteswissenschaften |
| Verständnis von Wirklichkeit | Existenz einer objektiv messbaren Wirklichkeit | Wirklichkeit ist subjektiv, so wie sie vom Einzelnen wahrgenommen wird |
| Funktion von Wissenschaft | Wissenschaftliche Aussagen bilden die Wirklichkeit ab | Wissenschaftliche Aussagen beschreiben das Erscheinungsbild der Wirklichkeit |
| Ziel | Gesetzmäßigkeiten entdecken, allgemein gültige Aussagen treffen | Konzepte aus der subjektiven Perspektive der Betroffenen heraus entwickeln |
| Forschungslogik | Deduktiv Theorie prüfend | Induktiv Offen: orientiert am Forschungsgegenstand Theorie entwickelnd |
| Datenerhebung | Standardisierte „Messmethoden" | Offene oder halb-standardisierte Erhebungsmethoden |
| Stichprobe | Zufallsstichprobe, große Anzahl von Teilnehmern | Gezielte Auswahl, geringe Anzahl von Teilnehmern |
| Daten | „Harte" Daten: Zahlenmaterial | „Weiche" Daten: verbale Beschreibungen |

## Aufgabe 4.3

**(Pflege-)Theorie:** Gedankenkonstrukt, um etwas tatsächlich Existierendes besser nachvollziehen und erklären bzw. Wechselwirkungen aufzeigen oder Gesetzmäßigkeiten erkennen zu können.

**Modell** *(Muster, Vorbild, Nachbildung in kleinerem Maßstab):* Allgemeiner Begriff, der sich auf die symbolische Darstellung wahrnehmbarer Phänomene in Worten, Zahlen, Buchstaben oder geometrischen Formen bezieht. Modelle können Bestandteil einer Theorie sein, oder sie können mit dem Ziel konstruiert werden, die Verbindungen zwischen ähnlichen Theorien aufzuzeigen.

## Aufgabe 4.4

Bei **Pflegetheorien** und **-modellen** geht es nicht um die Frage, ob Pflege wirklich so ist, wie sie in der Theorie oder dem Modell beschrieben wird. Wichtiger ist vielmehr, inwiefern sie:

- Dem Lernenden das Verständnis von Pflege erleichtern
- Die Möglichkeit bieten, alltägliche und komplexe Pflegeabläufe zu beobachten, zu analysieren und zu strukturieren
- Fragen für die Pflegeforschung aufwerfen
- Pflegenden ermöglichen, die Pflegepraxis aus einer anderen Perspektive zu beobachten
- Zu reflektieren und zu analysieren und damit Chancen einer Veränderung und Verbesserung zu entdecken

## Aufgabe 4.5

**Tab. L4.2**

| Zeitraum (ungefähr) | Zentrale Entwicklungsschritte |
|---|---|
| Bis 1950 | • Mit wenigen Ausnahmen, z. B. *Florence Nightingale,* kaum pflegetheoretische Arbeiten<br>• Jedoch erste Verortung (von Teilen) der Pflegeausbildung an Universitäten → Akademisierung befördert theoretisches Reflektieren und Erforschen der Pflege und damit Theoriebildung |
| 1950er Jahre | • Entwicklung erster Pflegetheorien, häufig durch Anleihen bei Theorien anderer Disziplinen<br>• Theorien haben meist große Reichweite und sind bedürfnisorientiert ausgerichtet |
| 1960er Jahre | • „Theorienboom"<br>• Es entstehen v. a. Interaktions- und Pflegeergebnistheorien<br>• Theorien greifen den Pflegeprozess auf<br>• Theorieentwicklung und Anwendung wissenschaftlicher Erkenntnisse werden zum offiziellen Ziel der Pflegewissenschaft → damit Plädoyer für eine eigenständige Pflegetheorieentwicklung insbesondere auf der Basis von Pflegeforschung |
| 1970er Jahre | • Weiterentwicklung und Differenzierung von Theorien<br>• Verstärkt Entwicklung von Theorien mittlerer Reichweite<br>• Diskussion über Einheit oder Vielfalt der Theorieentwicklung; es wurde gefragt, ob die Pflege eine einzelne umfassende Theorie oder viele nebeneinander stehende Theorien braucht |
| 1980er und 1990er Jahre | • Positive Bewertung der Theorienvielfalt (Theorienpluralismus) setzt sich durch<br>• Allgemeiner Konsens über die Existenz eines eigenen Gegenstandsbereichs der Pflege (-wissenschaft): Metaparadigma der Pflege<br>• Ordnung und Systematisierung der Theorien |
| Ab Ende der 1980er Jahre | • Zunehmend auf Forschung basierte Theoriebildung<br>• Entstehung überwiegend von Theorien mittlerer und geringer Reichweite |

Aufgabe 4.6

**Bedürfnistheorien und -modelle** setzen sich mit den Ursachen und der Einschätzung von Pflegbedürftigkeit auseinander und haben dabei sowohl die durch eine Erkrankung veränderten Bedürfnisse als auch die Ressourcen des Menschen im Blick.
**Interaktionstheorien und -modelle** befassen sich mit der Beziehung zwischen Pflege-Empfänger und Pflege-Leistenden.
**Humanistische Theorien** stellen das Fürsorge-Konzept (Caring) in den Mittelpunkt.
**Pflegeergebnistheorien** und -modelle untersuchen den Erfolg von Pflege.

Aufgabe 4.7

Siehe Abbildung unten.

# Kapitel 5

Aufgabe 5.1

Erbanlage, Umwelt, Selbststeuerung

Aufgabe 5.2

**Exogenistisches** Entwicklungsmodell (exogen = von außen erzeugt): Besagt, dass die Entwicklung des Menschen im Wesentlichen auf die Umwelt zurückgeht.
**Endogenistisches** Entwicklungsmodell (endogen = von innen erzeugt): Sieht die Entwicklung stark durch die Erbanlagen geprägt an.
**Konstruktivistisches** Entwicklungsmodell: Jeder Mensch bildet (konstruiert) sich seine eigene Welt; er ist aktiver Gestalter seiner eigenen Entwicklung und der Umwelt.
**Systemisches** Entwicklungsmodell: Stellt die Auseinandersetzung des Individuums mit seiner Umwelt in den Vordergrund und begreift den sich entwickelnden Menschen und sein Umfeld als „System".

Aufgabe 5.3

**Sozialisation** umfasst alle Prozesse, durch die ein Mensch im Laufe seiner Entwicklung zum handlungsfähigen Partner einer Gruppe/Gesellschaft wird. Das Individuum wächst in seine Gesellschaft hinein, indem es sich an die Vorstellungen und Werte der Gesellschaft anpasst.

Kapitel 4, Aufgabe 7

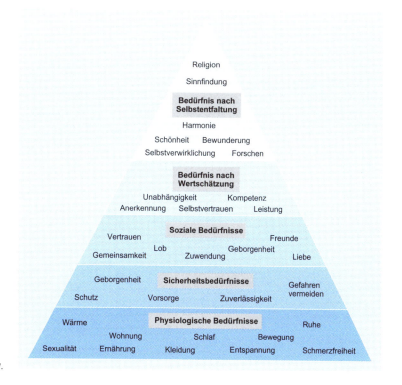

**Abb. L4.1** Bedürfnispyramide nach Maslow.

Aufgabe 5.4

Die **primäre Sozialisation** findet vor allem in der Familie, aber auch in Beziehungen zu Gleichaltrigen statt und wird mit der Herausbildung einer personalen Identität des Individuums abgeschlossen.

Die **sekundäre Sozialisation** bereitet das Individuum auf seine Rolle in der Gesellschaft vor und findet hauptsächlich in der Familie, Schule oder Altersgruppe statt. Sie dauert bis zum Ende des Erwachsen-Werdens und erfolgt nicht mehr nur im Elternhaus bzw. in der Familie, sondern vielmehr in der Schule sowie in **Peer Groups** *(Gruppe der Gleichaltrigen)*.

Die **tertiäre Sozialisation** findet im Erwachsenenalter statt und bezeichnet die Anpassungen, die das Individuum in Interaktion mit seiner sozialen Umwelt ständig vornimmt.

Aufgabe 5.5

**Tab. L5.1**

| Schädigende Einflüsse | Mögliche Auswirkungen (Bsp.) |
|---|---|
| **Chemische Substanzen,** z. B. Arzneimittel, Alkohol und andere Drogen | • Fruchttod (→ Fehl-, Totgeburt)<br>• Fehlbildungen<br>• Verminderte Toleranz gegenüber anderen Belastungsfaktoren, Frühgeburt<br>• Niedriges Geburtsgewicht, Wachstumsretardierung<br>• Verminderte Intelligenz, Beeinträchtigung der Motorik, Verhaltensauffälligkeiten<br>• Zusätzlich bei Alkohol/Drogen: Entzugserscheinungen (Atemprobleme, Erbrechen, Zittern, Krämpfe)<br>• Zusätzlich bei Infektionen: vor allem bei Infektion in der Spätschwangerschaft schwere kindliche Infektion<br>• Zusätzlich bei ionisierender Strahlung: Risikoerhöhung für bösartige Tumoren |
| **Physikalische Faktoren,** z. B. ionisierende Strahlung | |
| **Mütterliche Erkrankungen,** z. B. Infektionen, Stoffwechselerkrankungen | |
| **Unzureichende Ernährung, Vitaminmangel,** z. B. Folsäuremangel | |
| **Sauerstoffmangel** | |

Aufgabe 5.6

**Tab. L5.2**

| Primitivreflex | Zeitpunkt des Verschwindens | Beschreibung |
|---|---|---|
| **Schreitphänomen** | 4. Woche | Hält man das Kind aufrecht am Rumpf, sodass seine Füße die Unterlage berühren, macht es Schreitbewegungen |
| **Saugreflex** | 3. Monat | Legt man einen Finger zwischen die Lippen des Kindes, fängt es an, rhythmisch zu saugen |
| **Oraler Suchreflex** | 4.–6. Monat | Streichelt man den Mundwinkelbereich des Säuglings, verzieht er den Mund und dreht den Kopf zur gestreichelten Seite |
| **Umklammerungsreflex** | 5. Monat | Hält man das Kind in Rückenlage und lässt seinen Kopf plötzlich ein Stück nach unten fallen, abduziert und streckt es die Arme (Hände sind geöffnet) und führt sie dann über die Brust zusammen. Schreckreaktion, auch z. B. bei lauten Geräuschen |
| **Handgreifreflex** | 5. Monat | Legt man einen Finger quer in die Handinnenfläche des Kindes, greift es kräftig zu |
| **Asymmetrisch-tonischer Nackenreflex** | 5. Monat | Dreht man den Kopf des auf dem Rücken liegenden Kindes aus der Mittelstellung zur Seite, streckt es Arm und Bein auf der Gesichtsseite und beugt die Extremitäten der Gegenseite („Fechterstellung") |
| **Fußgreifreflex** | 12. Monat | Drückt man mit dem Daumen o. ä. gegen die Fußballen, beugt das Kind alle Zehen |

Aufgabe 5.7

- Gesundheitsuntersuchung *(Gesundheits-Check-Up)* alle zwei Jahre für alle Erwachsenen ab dem 36. Lebensjahr, Schwerpunkt Herz-Kreislauf- und Nierenerkrankungen, Diabetes mellitus
- Krebsfrüherkennungsuntersuchungen:
  - Für Frauen ab dem 20. Lebensjahr der Genitalorgane, ab dem 30. Lebensjahr zusätzlich der Brust und der Haut (durch den Gynäkologen), ab dem 50. Lebensjahr zusätzlich des Dickdarmes
  - Für Männer ab dem 45. Lebensjahr der Prostata und der Haut, ab dem 50. Lebensjahr zusätzlich des Dickdarmes
- Regelmäßige Zahnarztbesuche

Aufgabe 5.8

**Biografisches** *(chronologisches)* **Alter:** Bezeichnet das am Kalender ablesbare Alter eines Menschen.

**Biologisches Alter:** (Schätz-)Maß für die gegenwärtige gesundheitliche Situation und Belastbarkeit eines Menschen.

**Soziales Altern:** Das Altern wird von der Gesellschaft, vom sozialen Umfeld und von der Familie geprägt. Diese Faktoren entscheiden mit, wie der Mensch sein Älterwerden erlebt und mitgestaltet.

Aufgabe 5.9

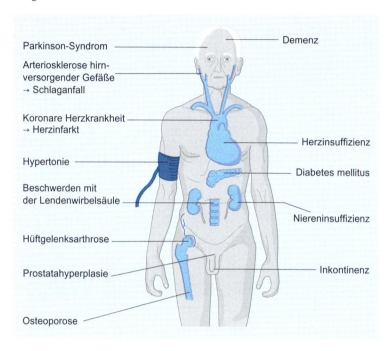

**Abb. L5.1** Häufige medizinische Probleme des älteren Menschen. [L190]

# Kapitel 6

Aufgabe 6.1

**Tab. L6.1**

|  | Aufnahmegespräch | Informationsgespräch | Beratungsgespräch | Krisengespräch | Entlastungsgespräch |
|---|---|---|---|---|---|
| **Anlass** | Aufnahme im Krankenhaus, auf der Station, in der häuslichen Betreuung | Informationsdefizite, Wunsch nach Aufklärung, anstehende Untersuchungen | Gespräch vor Entscheidungen/in Situationen und bei Problemen im Bereich Pflege: Hilfsmittel | Gespräch bei existenzbedrohenden Diagnosen, wie z. B. Krebserkrankungen | Der Patient will sich von Problemen entlasten, sucht Nähe und Hilfe |
| **Ziele** | Informationen gewinnen über Pflegebedürftigkeit, Gewohnheiten und Wünsche des Patienten, benötigte Hilfsmittel; Informationen geben über Räumlichkeiten der Station, Tagesablauf, Name der zuständigen Ärzte und Pflegenden | Informationsdefizite abbauen, Sicherheitsgefühl des Patienten steigern | Klarheit über Probleme, Unterstützung bei Entscheidungsprozessen | Begleitung und Information, Aussprache von Problemen und Umgang mit der Erkrankung unterstützen | Entlastung, Problemlösung und konkrete Hilfestellung |
| **Wann** | Unmittelbar nach der Aufnahme | Auf Wunsch des Patienten, z. B. nach Aufklärung, bei neuen Situationen | Nach Vereinbarung, z. B. zur Beratung bei Hilfsmittel | Fortdauernd oder auch plötzlicher Bedarf | Wenn Patient Hilfsbedürfnis äußert |

**Tab. L6.1** (Forts.)

| | Aufnahmegespräch | Informationsgespräch | Beratungsgespräch | Krisengespräch | Entlastungsgespräch |
|---|---|---|---|---|---|
| **Wer** | Bezugsperson, die für die Pflege verantwortlich ist, mit Patient und evtl. Angehörigem | Medizinische Informationen werden vom Arzt gegeben, Fragen nach Verhalten vor Untersuchungen, Operationen u. a. beantwortet die Pflegekraft | Jede Pflegekraft bzw. auch Experten, z. B. Diabetesschulung | Jede Pflegekraft | Jede Pflegekraft |
| **Wo** | Ruhiger Raum, damit die Intimsphäre gewahrt werden kann | Im Patientenzimmer | Ruhiger Raum, Schutz der Intimsphäre | Ruhiger Raum, um gute Gesprächsatmosphäre zu ermöglichen | Ruhiger Raum |
| **Wie** | Vorstellen, Wünsche hören, informieren, fragen und zuhören | Sachlich und fachlich korrekt informieren, auf Ängste des Patienten eingehen, verständlich informieren (keine Fremdwörter oder unbekannte Fachausdrücke verwenden) | Situation klären, Lösungsmöglichkeiten entwickeln, Ziele erarbeiten, Gefühle klären, nicht „überberaten" | Zuhören, Gefühle des Patienten zulassen und annehmen | Zuhören, Paraphrasieren, Gefühle ansprechen, akzeptieren, Echtheit, Empathie, Ich-Botschaften senden |

## Aufgabe 6.2

1. Man kann nicht nicht kommunizieren; 2. Jede Kommunikation enthält einen Inhalts- und einen Beziehungsaspekt; 3. Zwischenmenschliche Beziehungen sind durch die Interpunktion von Kommunikationsabläufen geprägt; 4. Kommunikation zwischen Menschen bedient sich digitaler und analoger Modalitäten; 5. Kommunikation kann auf symmetrischen und komplementären Beziehungen beruhen.

## Aufgabe 6.3

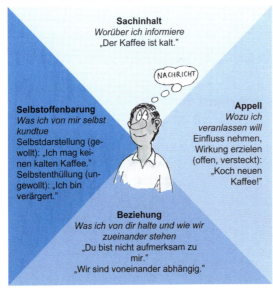

**Abb. L6.1** Das Quadrat der Nachricht. [L142]

## Aufgabe 6.4

**Tab. L6.2**

| Empfehlenswert | Vermeiden |
|---|---|
| Den anderen ausreden lassen | Unterbrechen |
| Mit dem Kopf nicken, „mmh" sagen | Verschlossene, abwehrende Körperhaltung/Gestik/Mimik |
| Blickkontakt halten | Wegblicken |
| Gesagtes zusammenfassen | Gleich widersprechen |
| Rückfragen | Eigene Ideen unterbreiten |
| Paraphrasieren, Verbalisieren | Interpretieren, Deuten |
| Zentrale Aussagen zusammenfassen | Thema wechseln |

## Aufgabe 6.5

1. Eingeständnis, einen Konflikt zu haben
2. Beschreibung der Konfliktsituation
3. Konflikt versachlichen
4. Lösung aushandeln
5. Umsetzen und beibehalten

## Aufgabe 6.6

**Gruppe:** Zwei oder mehr Personen, die über eine gewisse Zeit in Interaktion stehen und sich wechselseitig beeinflussen. Merkmale: Definierte Anzahl von Mitgliedern, gemeinsames Ziel oder Interesse, Gruppenstruktur, Rollenverteilung, Kommunikationswege, gemeinsame Normen und Werte, Gruppenzusammenhalt („Wir-Gefühl").

Aus einer Gruppe wird ein **Team,** wenn die Beiträge der einzelnen Mitglieder zum Erreichen eines gemeinsamen Zieles oder einer gemeinsamen Aufgabe koordiniert werden. Innerhalb einer Gruppe oder eines Teams können gemeinsame Ergebnisse erzielt werden, die der individuellen Leistung der einzelnen Mitarbeiter überlegen sind.

# Kapitel 7

## Aufgabe 7.1

**Patientenedukation** (*engl.* patient education): Alle psychologischen und pädagogischen Maßnahmen zur Verbesserung des Gesundheitszustands. Individuen sind immer Teil eines Systems, deswegen richten sich alle Aktivitäten immer auch an die wesentlichen Bezugspersonen/die Familie des Patienten.

## Aufgabe 7.2

**Informieren:** Bedeutet, einen Sachverhalt zu erklären, eine gezielte Mitteilung zu geben, entweder mündlich oder schriftlich.
**Schulen:** Bedeutet, in einem schrittweise geplanten Prozess Inhalte und Fertigkeiten zu vermitteln. Am Ende steht ein definiertes Ziel (evtl. mit Überprüfung). Eine Schulung kann sich an einen oder mehrere Adressaten richten.
**Beraten:** Beinhaltet einen ergebnisoffenen und dialogischen Prozess, bei dem eine „maßgeschneiderte" individuelle (Problem-)Lösung vorbereitet wird. Dazu muss der Beratende sich auf den Klienten einlassen.

## Aufgabe 7.3

- Bei der Vermittlung von Wissen an Bekanntes anknüpfen
- Die Aufnahmefähigkeit des Patienten nicht durch ein Überangebot von Informationen überfordern, Pausen berücksichtigen
- Den Patienten aktiv teilnehmen lassen, auf Fragen eingehen
- Möglichst viel visualisieren, anschaulich machen
- Keine Ängste aufkommen lassen, weil sie das Aufnehmen und Behalten von Inhalten behindern
- Falsche Informationen behutsam korrigieren, Erfahrungen einfließen lassen
- Gelerntes wiederholen; Wissen immer wieder bündeln; Informationen, die Priorität haben, dabei hervorheben
- Praktische Übungsmöglichkeiten zur Verfügung stellen, Strategien des Behaltens nutzen
- Familiäres und soziales Netzwerk für eine positive Verstärkung nutzen

## Aufgabe 7.4

**Compliance** *(Fügsamkeit, Befolgen)* bedeutet Therapietreue. Der Begriff zeigt an, inwieweit ein Patient den Anweisungen der Pflegekraft/des Arztes folgt.
An die Stelle des Compliance-Begriffs tritt immer mehr der Begriff der **Adherence** *(Adhärenz)*. Dieser enthält eine (anfängliche) Konsensfindung zwischen Patient und Pflegekraft/Arzt und zielt auf die Einhaltung des Vereinbarten. Er ist damit Ausdruck der Selbstbestimmung des Patienten und eines partnerschaftlichen Verhältnisses zwischen Patient und Pflegekraft/Arzt.

## Aufgabe 7.5

**Definition**
Mikroschulungen richten sich an ein bis zwei Adressaten. Unterrichtet wird jeweils eine bestimmte Intervention, Verhaltensweise oder Wissensportion. Als Inhalte eignen sich **Maßnahmen** wie subkutane Selbstinjektion, Anziehen von Kompressionsstrümpfen, Umgang mit Dosier-Aerosolen, Gabe von Augentropfen oder **Wissensinhalte** wie glutenfreie Ernährung, Vermeidung anfallsfördernder Reize oder Umgang mit Übelkeit.
Mikroschulungen sollten nicht länger sein als halbstündige Sequenzen, die wiederholt werden können. Für jede Mikroschulung liegt ein schriftliches Konzept vor, an dem sich die Durchführenden orientieren.
**Struktur**
- Lernfördernde Atmosphäre während der Schulung
- Ängste und Sorgen der Betroffenen
- Möglichkeiten zur Motivation, um das Gelernte in den Alltag zu integrieren
- Die wichtigsten Hemmnisse bei der späteren häuslichen Umsetzung

**Schritte**
- Die Pflegekraft vermittelt die didaktisch und pädagogisch aufbereiteten Inhalte in kleinen Lernschritten
- Gemeinsam besprechen Pflegende und Patient die Ziele
- Notwendige Inhalte werden evtl. noch ergänzt
- Die Pflegekraft demonstriert ggf. den Schulungsinhalt
- Der Patient führt die Handlung seinerseits durch und übt sie. Die Pflegekraft beantwortet dabei aufkommende Fragen
- Abschließend wird das Wichtigste in einer Ergebnissicherung noch einmal zusammengefasst. Evtl. erfolgt ein Wissenstest
- Eine mündliche Rückmeldung des Patienten zur Schulung beendet die Sitzung.

Kapitel 8, Aufgabe 2

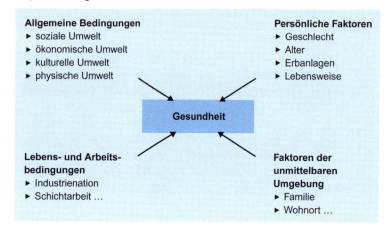

Abb. L8.1 Einflussfaktoren auf die Gesundheit.

## Aufgabe 7.6

Pflegende schaffen einen Rahmen, in dem der andere aussprechen kann, was ihn bewegt – dazu ist Zuwendung, Interesse und genügend Zeit erforderlich.

Um die Situation des Patienten (und seiner Angehörigen) verstehen und einschätzen zu können, wechselt der Berater die Perspektive und versucht, sich in die Lage des Gegenübers hineinzuversetzen.

Der Berater konzentriert sich auf den Patienten, hängt nicht eigenen Gedanken nach und lässt sich Zeit für eine Einschätzung.

Zudem zählt hierzu auch die Fähigkeit, auf Seiten des Patienten und seiner Angehörigen nach Ressourcen zu suchen, die Voraussetzung für eine positive Bewältigung (Coping) der Erkrankung sein können.

## Aufgabe 7.7

**Feldkompetenz:** Wissen über Toilettentraining, Inkontinenzmaterial, Selbsthilfegruppen usw.
**Beratungskompetenz:** Die besondere Situation des Patienten beachten, seine Sorgen wahrnehmen.

**Prozesskompetenz:** Veränderungen des Patienten während der Beratungssituation erkennen, Ziele anpassen.

# Kapitel 8

## Aufgabe 8.1

**Biologische Sicht:** Gesundheit ist das geordnete Zusammenspiel normaler Funktionsabläufe und des normalen Stoffwechsels.
**Psychologische Sicht:** Gesundheit ist die Fähigkeit, lieben und arbeiten zu können *(Freud)*.
**Soziologische Sicht:** Gesundheit ist optimale Leistungsfähigkeit des Individuums für die Rollen und Aufgaben, für die es sozialisiert wurde.

## Aufgabe 8.2

Siehe Abbildung oben.

## Aufgabe 8.3

Siehe Tabelle unten.

Kapitel 8, Aufgabe 3

**Tab. L8.1**

|  | Gesundheitsförderung | Primäre Prävention | Sekundäre Prävention | Tertiäre Prävention |
|---|---|---|---|---|
| **Zielgruppe** | Gesamtbevölkerung, auch Gesunde | Risikogruppen, Merkmalsträger | Risikogruppen, aber auch Gesamtbevölkerung, falls Risikolage unklar | Bereits Erkrankte |
| **Ziel** | Gesunden Lebensstil beibehalten, ggf. ändern | Lebensstil ändern | Beste Heilungschancen durch Früherkennung sichern | Weitere (Folge-)Schäden vermeiden |
| **Beispiele/ Maßnahmen** | Gesundheit und Bewegung, Gesundheit und Ernährung, Gesundheit und Stressbewältigung | Bewegung, Gewicht reduzieren, Ausdauer fördern, Ernährung umstellen | Screenings, Routineuntersuchungen, Krebsvorsorgeuntersuchung | Prophylaxen, Rehabilitation |

## Aufgabe 8.4

**Zeitpunkt:** Primäre Prävention, sekundäre Prävention, tertiäre Prävention
**Zielgruppe:** Gesamte Bevölkerung, Risikogruppe, Einzelne
**Ansatz:** Verhaltensprävention, Verhältnisprävention

## Aufgabe 8.5

**Pathogenese** (*griech.* pathos = Leiden, Leid; Genese = Entstehung) gibt eine Antwort auf die Frage: „Wie und warum werden Menschen krank?"
**Salutogenese** (*lat.* salus = Unverletztheit, Heil, Glück; *griech.* Genese = Entstehung) gibt die Antwort auf die Frage: „Was erhält Menschen gesund?"

## Aufgabe 8.6

Das umfassende, ganzheitliche Verständnis von Gesundheit führt dazu, nicht nur die biologischen Gesundheitsgefahren (wie etwa Krankheitserreger), sondern auch psychische und soziale „Reize" in den Blick zu nehmen, die sich als gesundheitsgefährdend erweisen könnten. **Stress** kann als ein solcher Reiz verstanden werden.
Die **primäre Bewertung** ist die Antwort auf die Frage: „Ist der Stimulus für mich günstig, ungünstig oder irrelevant *(ohne Bedeutung)?*"
Die **sekundäre Bewertung** ist die Antwort auf die Frage: „Welche Bewältigungsmöglichkeiten gibt es, welche Bewältigungsfähigkeiten habe ich?"

## Aufgabe 8.7

**Konferenz von Alma Ata:** 1978; es gilt die Lebensbedingungen aller Menschen zu erhalten oder sogar zu verbessern, um ihnen damit zu ermöglichen, ihre eigenen Gesundheitspotentiale zu entwickeln. Diese Idee wurde 1978 in Alma Ata in der Primary-Health-Care-Deklaration festgehalten.
**Ottawa-Charta:** 1986; internationales Konzept „Gesundheit für alle bis zum Jahr 2000". Hierbei steht das Konzept der Gesundheitsförderung im Zentrum.
**Gesundheit 2000:** Bereits 1984 wurden für Europa 38 Ziele unter dem Dach *Gesundheit 2000* formuliert, die den spezifischen europäischen Bedingungen und Anforderungen angepasst waren. Auf einer WHO-Konferenz in Lissabon 1991 wurden diese Ziele aufgrund der bis dahin gemachten Erfahrungen aktualisiert und auf das Jahr 2000 orientiert.
**Jakarta:** Die 4. Internationale Konferenz zur Gesundheitsförderung *Neue Akteure für eine neue Ära – Gesundheitsförderung für das 21. Jahrhundert,* vom 21. bis 25. Juli 1997 in Jakarta, wurde zu einem entscheidenden Zeitpunkt in der Entwicklung internationaler Gesundheitsstrategien abgehalten. Die Teilnehmer der Jakarta-Konferenz legten eine fünf Punkte umfassende Erklärung vor, die den Handlungsrahmen für Gesundheitsförderung auf dem Weg ins 21. Jahrhundert definiert.

## Aufgabe 8.8

- Rückenschonendes Arbeiten
- Training im Umgang mit Hilfsmitteln
- Erlernen bestimmter Pflegetechniken
- Vermittlung weiterführender Hilfsangebote wie Wohnraum- oder Seniorenberatung
- Ermutigung zum Besuch von Pflegekursen
- Kontaktaufnahme mit Selbsthilfegruppen

Je nach Grunderkrankung/Zustand des Patienten können die Schwerpunkte auch in anderen Bereichen liegen.

# Kapitel 9

## Aufgabe 9.1

Alle Maßnahmen, die akut oder chronisch kranken Menschen, behinderten Menschen oder davon bedrohten Menschen ein möglichst selbstständiges und selbstbestimmtes Leben mit Teilnahme an allen relevanten Lebensaktivitäten ermöglichen sollen.

## Aufgabe 9.2

**Tab. L9.1**

| Begriffe | Bedeutung |
|---|---|
| Behinderung | • Oberbegriff für Schädigungen, Beeinträchtigungen der Aktivität und Partizipation<br>• In bio-psycho-sozialem Verständnis Beeinträchtigung der funktionalen Gesundheit |
| Schwerbehinderung | • Liegt vor bei einem Grad der Behinderung von wenigstens 50 % |
| Funktionale Gesundheit | • Funktionsfähigkeit und Behinderung, unterschieden in Funktionen von Körpersystemen und Körperstrukturen (Konzept der Körperfunktionen, -strukturen)<br>• Aktivitäten und Partizipation umfassen die Aspekte der Funktionsfähigkeit aus individueller und gesellschaftlicher Perspektive (Konzept der Aktivitäten und Konzept der Teilhabe an Lebensbereichen) |

**Tab. L9.1** (Forts.)

| Begriffe | Bedeutung |
|---|---|
| Kontextfaktoren | Fördern oder beeinträchtigen die funktionale Gesundheit:<br>• Umweltfaktoren: Bedingungen der natürlichen Umwelt, vor allem aber materielle, soziale und einstellungsbezogene gesellschaftliche Faktoren, die eine Lebenssituation und die Existenz von Menschen und ihre Entfaltungsmöglichkeiten betreffen<br>• Personenbezogene Faktoren: Individuelle Bedingungen der Herkunft, des Alters, Geschlechts, der Biografie, von Bildung, Ausbildung und Beruf sowie der sich hieraus ergebenden Einstellungen, Erfahrungen und Dispositionen |
| Körperfunktionen | • Physiologische Funktionen von Körpersystemen, einschließlich der psychologischen |
| Körperstrukturen | • Anatomisch unterscheidbare Anteile des Körpers (Organe, Extremitäten, Systeme etc.) |
| Schädigungen | • Beeinträchtigungen einer Körperfunktion oder -struktur<br>• Beeinträchtigung der Entwicklung<br>• Verlust einer Funktion |
| Aktivität | • Durchführung einer Aufgabe oder Handlung (Aktion), auch im Sinn einer Arbeit oder Leistung |
| Partizipation (Teilhabe) | • Aktive oder passive Einbezogenheit in eine Lebenssituation. Sie kann auch durch Umweltfaktoren oder gesellschaftliche Bedingungen beeinträchtigt werden (strukturelle Bedingungen, Barrieren) |
| Beeinträchtigungen der Aktivität | • Schwierigkeiten, die ein Mensch bei der Umsetzung von Aktivitäten haben kann |
| Beeinträchtigungen der Partizipation | • Probleme, die ein Mensch hinsichtlich der Integration oder des Einbezogenseins in Lebenssituationen haben oder erleben kann |

### Aufgabe 9.3

- Gesetzliche Krankenkassen (GKK), gesetzliche Krankenversicherung (GKV)
- Gesetzliche Rentenkassen (GRK), gesetzliche Rentenversicherung (GRV)
- Träger der gesetzlichen Unfallversicherung (GUV)
- Bundesagentur für Arbeit (BA)
- Träger der öffentlichen Jugendhilfe (Jugendverwaltungen und Jugendämter)
- Träger der Sozialhilfe (Sozialverwaltungen, Sozialämter und vergleichbare Institutionen)
- Träger der sozialen Versorgung und Entschädigung (Versorgungsverwaltung, Versorgungsämter, Integrationsämter)

### Aufgabe 9.4

**Pflegehilfsmittel** können zur Linderung der Beschwerden, Erleichterung der Pflege oder zur Verselbstständigung des Hilfebedürftigen zu den Leistungen der Krankenkasse oder anderer Sozialversicherungen von der Pflegekasse bewilligt werden (§ 40 (1) SGB XI). Eine ärztliche Verordnung ist nicht erforderlich. Pflegehilfsmittel können nach den Bestimmungen des Krankenversicherungsrechts auch präventiv eingesetzt werden. Die Pflegekassen können technische Hilfsmittel, ambulante Rehabilitationsmaßnahmen, Zuschüsse zur Verbesserung des Wohnumfelds und Verbrauchs-Hilfsmittel finanzieren (§ 40 [2–4] SGB XI).

### Aufgabe 9.5

**Eine generelle Orientierung**
- Ist präventiv und rehabilitativ
- Nutzt und evaluiert die Fähigkeiten und Ressourcen
- Richtet Angebot und Planung an Fähigkeiten und Kompetenzen des Klienten aus

**Eine kooperative Orientierung**
- Bezieht Klienten und Angehörige ein
- Beteiligt andere Personen aus fachlicher und sozialer Orientierung

**Eine individuelle Orientierung** richtet das Geschehen
- Auf das jeweilige Individuum aus
- Auf Bedarfe und Bedürfnisse der Betroffenen aus

**Eine pflegefachliche Orientierung** zielt auf
- Erhalt und Wiedererlangen von Fähigkeiten
- Erhalt und Wiedererlangen von Selbstständigkeit
- Förderung vorhandener Ressourcen
- Aktivierung instrumentell aufgedeckter Potenziale
- Erhalt bzw. Wiedererlangen von Integration und Partizipation

### Aufgabe 9.6

Bedarfserhebung; Förderung der Selbstpflege; Hilfsmittelkompetenz; Aufbau von Netzwerken; Beratung der Angehörigen.

### Aufgabe 9.7

Essen und Trinken; Transfer von Bett zu Rollstuhl und umgekehrt; persönliche Pflege; Toilettenbenutzung; Baden/Duschen; Gehen auf ebenem Grund/Fortbewegung mit Rollstuhl; Treppensteigen; An-, Auskleiden; Stuhlkontrolle; Harnkontrolle.

### Aufgabe 9.8

**Steigerung**
- **Des Wohlbefindens:** Abbau der Atemnot; Steigerung des Selbstvertrauens; Absenken des Stellenwerts von Depressionen, Angst und Panik, die begleitend auftreten; die Verhinderung von Schlaflosigkeit
- **Der Aktivitäten:** in der Wohnung, im Umfeld, während der Freizeit
- **Des Durchhaltevermögens und der Kraft:** der oberen Extremitäten, der Atemmuskulatur der Funktionen im Alltag, durch Selbstversorgung, bei der Versorgung des Haushalts, beim Einkaufen, bei der Freizeitgestaltung, bei der Arbeitsfähigkeit
- **Der Selbstkontrolle und des Selbstmanagements:** bezogen auf die Atemnot, die Lebenssituation, Medikamente, die Ernährung, die Familie/Partnerschaft

# Kapitel 10

### Aufgabe 10.1

**Palliativpflege:** Die wirksame, ganzheitliche Pflege von Patienten, deren Krankheit nicht mehr kurativ behandelbar ist. Dabei stehen die erfolgreiche Behandlung der Schmerzen und weiterer Symptome sowie die Hilfe bei psychologischen, sozialen und seelsorgerischen Problemen an erster Stelle. Das Ziel von Palliativpflege ist, die bestmögliche Lebensqualität für Patienten und deren Familien zu erreichen. (nach: Definition der WHO, 1990)

**Palliativmedizin:** Medizinisches Fachgebiet, das sich im Gegensatz zur kurativen Medizin nicht mit der Beseitigung einer Krankheit, sondern mit der Linderung von Beschwerden bei unheilbaren Krankheiten befasst.

**Thanatologie:** Wissenschaft, die sich mit den Problemen des Sterbens und des Todes befasst. Sie liefert eher Gedanken, Ideen und Theorien als gesicherte Ergebnisse. Interdisziplinäres Forschungsgebiet, auf dem Philosophen, Theologen, Psychologen, Ethnologen, Soziologen, Mediziner und Pflegewissenschaftler tätig sind.

### Aufgabe 10.2

- Die ganzheitliche und liebevolle mitmenschliche Betreuung des Sterbenden *und* seiner Angehörigen
- Die optimale medizinische Linderung körperlicher Symptome, insbesondere die Schmerzbekämpfung
- Die Fürsorge durch ein interdisziplinäres Team aus professionellen (Pflegende, Ärzte, Diätassistenten, Psychotherapeuten, Physio- und Ergotherapeuten, Seelsorger und Sozialarbeiter) sowie freiwilligen Helfern
- Die Kontinuität der Betreuung auch im ambulanten Bereich mit Sicherstellung der Betreuung über 24 Std.
- Die Aufnahme von Sterbenden ins Hospiz unabhängig von der Regelung der Kostenfrage
- Die Kooperation mit bestehenden Institutionen und Diensten statt Konkurrenzkampf
- Die Begleitung der Trauernden

### Aufgabe 10.3

Schmerz; Schwäche; Appetitlosigkeit und Anorexie; Obstipation; Übelkeit und Erbrechen; schmerzender Mund und Schluckbeschwerden; Atemnot; Husten; Schlafstörungen; Verwirrtheit; exulzerierende Wunden.

### Aufgabe 10.4

A2, B3, C1

### Aufgabe 10.5

**Strafgesetzbuch (StGB):** strafbare vorsätzliche Tötung (§ 212 StGB). Dies bleibt gemäß § 216 StGB auch dann strafbar, wenn die gezielte Lebensverkürzung auf Verlangen des Patienten erfolgt.

### Aufgabe 10.6

- Die Atmung wird unregelmäßig, schnappend und rasselnd
- Der Pulsschlag wird unregelmäßig und setzt gelegentlich aus
- Der Blutdruck fällt ab
- Die Temperatur fällt ab (Ausnahmen bilden v. a. infektiöse Erkrankungen)
- Die Haut ist kalt, blass und bläulich
- Das Bewusstsein schwindet

### Aufgabe 10.7

**Klinischer Tod:** Tritt bei Stillstand von Atmung und Kreislauf ein und ist durch die unsicheren Todeszeichen gekennzeichnet.

**Dissoziierter Hirntod:** Definitiver Ausfall aller Gehirnfunktionen. Herzkreislauf- und Lungenfunktion sind durch intensivmed. Unterstützung noch erhalten.

**Biologischer Tod:** Das Erlöschen sämtlicher Organfunktionen.

Aufgabe 10.8

- Sterbebegleitung ist Teil des menschlichen Lebens. Auch wenn die Selbstverständlichkeit dafür abhanden gekommen ist, kann Sterbebegleitung erlernt werden
- Sterbende begleiten soll nur, wer sich mit seinem eigenen Leben und Tod, mit Verlust und Trauer auseinandergesetzt hat. Ohne Selbsterfahrung kann die Zuwendung zu Anderen selten gelingen
- Sterbebegleiter sollen gütig im Umgang mit sich selbst sein, damit sie auch Anderen gütig begegnen können
- Sterbebegleiter müssen offen sein für Begegnungen
- Sterbebegleiter sollen bereit sein, sich durch ihr Team, durch Supervision oder durch einen Seelsorger helfen zu lassen
- Sterbebegleiter sollen sich in ihrem jeweiligen Fachgebiet sicher und kompetent fühlen und diese Sicherheit an den Sterbenden weitergeben.

# Kapitel 11

Aufgabe 11.1

Informationen sammeln; Probleme und Ressourcen erfassen; Ziele festlegen; Maßnahmen planen; Maßnahmen durchführen; Überprüfen und verbessern/anpassen.

Aufgabe 11.2

Befragungen des Patienten und/oder seiner Angehörigen; Beobachtung des Patienten (auch in seinem sozialen Umfeld); ggf. Hinzuziehen von Assessment-Instrumenten, z. B. Dekubitusskala; spontane Äußerungen des Patienten, seiner Angehörigen oder Mitpatienten und sonstige Gespräche; Krankengeschichte; Untersuchungsergebnisse und Einweisungsdiagnose; Pflege- und Überleitungsberichte von verlegenden Stationen, früheren Krankenhausaufenthalten oder betreuenden ambulanten Pflegediensten; Teammitglieder und Angehörige anderer therapeutischer Berufe, die Kontakt mit dem Patienten haben, z. B. Physiotherapeuten.

Aufgabe 11.3

**Subjektive Informationen:** Geben die persönliche Ansicht einer Person, ihre Einschätzungen und Empfindungen wieder; Beispiele sind Aussagen wie „ich bin nervös" oder „ich fühle mich schlechter".
**Objektive Informationen:** Sind messbar und können überprüft werden, etwa Blutdruck, Größe oder Gewicht eines Patienten. Unabhängig von der untersuchenden Person sind die Ergebnisse identisch.

Aufgabe 11.4

**Generelle Pflegeprobleme:** Betreffen alle Patienten unter den gleichen Bedingungen, z. B. Pneumoniegefahr bei allen älteren, immobilen Patienten oder die erhöhte Infektionsgefahr bei allen abwehrgeschwächten Patienten.
**Individuelle Pflegeprobleme:** Dabei handelt es sich um spezifische Probleme einzelner Patienten, die nicht zuletzt aus den generellen Pflegeproblemen erwachsen können.

Aufgabe 11.5

*North American Nursing Diagnosis Association*

Aufgabe 11.6

Organisation in Nordamerika, die sich mit der Bildung, Entwicklung und Klassifikation von Pflegediagnosen befasst.

Aufgabe 11.7

- Passend: Es ist auf ein Problem bezogen
- Patientenorientiert und realistisch: Es ist für diesen Patienten tatsächlich erreichbar
- Positiv: Es legt fest, was erreicht und nicht, was vermieden werden soll
- Überprüfbar: Es enthält eine Zeitangabe, bis wann es erreicht sein soll, und eine präzise Beschreibung des bis dahin erreichten Zustands

Aufgabe 11.8

- Sind seit der letzten Planung neue Informationen hinzugekommen?
- Sind neue Probleme bzw. Pflegediagnosen aufgetreten?
- Konnten neue Ressourcen entdeckt werden?
- Sind die angestrebten Ziele erreicht worden und wenn nicht, warum nicht?
- Können Maßnahmen abgesetzt bzw. müssen neue Maßnahmen ergriffen werden?
- Waren die Maßnahmen so wie geplant durchführbar?

Aufgabe 11.9

- Informationen allen an der Pflege und Therapie Beteiligten zur Verfügung zu stellen
- Informationen übersichtlich zu ordnen

- Informationen nachlesen und (auch durch Dritte) nachprüfen (lassen) zu können
- Daten für Erhebungen zu sammeln (Pflegeforschung)
- Erbrachte Leistungen abrechnen zu können (Leistungserfassung)
- Auch im juristischen Sinne die erbrachten Leistungen nachweisen zu können
- Der Verpflichtung des Krankenpflegegesetzes (§ 3) zur Dokumentation zu genügen

Aufgabe 11.10

**Authentizität:** Das Dokumentationssystem ist eine Urkunde, daher: keine Eintragungen mit Bleistift vornehmen; Eintragungen weder überkleben noch mit Korrekturstiften übermalen; alle Maßnahmen erst nach der Durchführung und niemals im Voraus als erledigt eintragen; immer persönlich (authentisch) dokumentieren.
**Sicherheit:** Um v. a. im Notfall schnell und gezielt Informationen zu finden, müssen diese immer an der gleichen, allgemein bekannten Stelle stehen.
**Eindeutigkeit:** Doppelte Dokumentationen *(Redundanzen)* sind zu vermeiden. Verabreichte Medikamente werden in der entsprechenden Spalte abgezeichnet und nicht nochmals im Pflegebericht als verabreicht erwähnt.
**Datenschutz:** Der Schutz der Persönlichkeit des Patienten und seiner Daten darf unter keinen Umständen verletzt werden. Das Dokumentationssystem darf nur den Personen zugänglich sein, die unmittelbar am oder mit diesem Patienten arbeiten und dem Patienten selbst. Ausnahme ist der psychiatrische Bereich; hier darf das Recht auf Einsichtnahme auf die objektiven Daten, z. B. Laborwerte, eingeschränkt werden.
**Zeitliche Nähe:** Die Dokumentation geschieht unverzüglich nach dem Ereignis (juristisch ausgedrückt: „ohne schuldhaftes Zögern"). Eintragungen, die verspätet vorgenommen werden, sind problematisch, weil mit zunehmendem Zeitabstand zum Ereignis die Gefahr wächst, dass Werte vergessen oder falsch erinnert werden.

# Kapitel 12

Aufgabe 12.1

**Beobachten:** Aufmerksames, methodisches und zielgerichtetes Wahrnehmen, um Informationen zu gewinnen und Entscheidungen zu treffen.
**Wahrnehmen:** Zufälliges, nicht absichtliches Erkennen und Verarbeiten von Sinneseindrücken.

Aufgabe 12.2

**Tab. L12.2**

| Bezeichnung | Atemmuster |
|---|---|
| Normale Ruheatmung | |
| Kussmaul-Atmung | |
| Cheyne-Stokes-Atmung | |
| Schnappatmung | |
| Biot-Atmung | |

Aufgabe 12.3

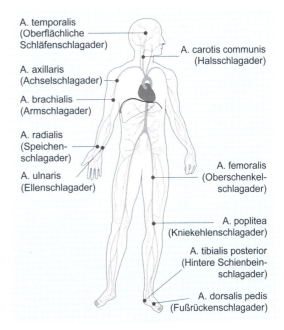

**Abb. L12.1** Geeignete Taststellen zur Pulsmessung. [L190]

Aufgabe 12.4

**Blutdruck:** Kraft, die das Blut auf die Gefäßwand der Arterien und Venen ausübt. Meist gemessen in der konventionellen Einheit Millimeter Quecksilbersäule (mmHg), v. a. bei maschineller Messung auch in der neueren Einheit Kilopascal (kPa); 7,5 mmHg ≙ 1 kPa.
**Systolischer Blutdruck:** Maximaler Druck im Gefäß (Spitzendruck); entsteht während der Herzkammersystole.
**Diastolischer Blutdruck:** Minimaler Druck im Gefäß während der Herzkammerdiastole, wird also auch in der

Zeit zwischen zwei Herzschlägen nicht unterschritten und ist Maß für die Dauerbelastung der Gefäßwände. Der diastolische Wert gibt an, mit welchem Druck die Koronararterien perfundiert werden.

**Mitteldruck (MAD):** Mittlerer arterieller Druck zwischen systolischem und diastolischem Blutdruck, entspricht *nicht* exakt dem arithmetischen Mittel (Berechnung ➤ PH Kap. 12.3.2.1). Der MAD ist wichtig im Rahmen einer Reanimation, um das Ausmaß der Organschädigung und die Effektivität der Herzdruckmassage einschätzen zu können.

**Blutdruckamplitude:** Differenz zwischen systolischem und diastolischem Blutdruck. Bei einem Blutdruck von 120/80 mmHg beträgt die Amplitude demnach 40 mmHg.

### Aufgabe 12.5

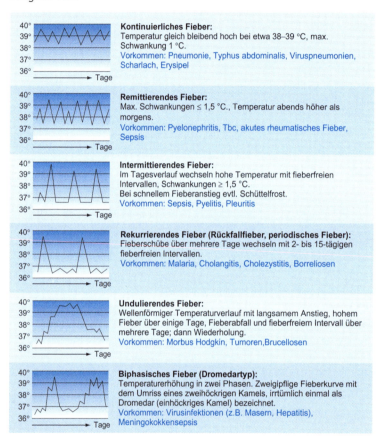

**Abb. L12.2** Häufige Fiebertypen.

### Aufgabe 12.6

**Tab. L12.3**

| Hautveränderung | Physiologische Ursachen | Pathologische Ursachen |
|---|---|---|
| Rötung | Sport, Hitze, Anstrengung, Aufregung | Fieber, Verbrennungen 1. Grades, Sonnenbrand, Entzündung |
| Blässe | Schreck, Angst, Veranlagung, Kälte | Blutung, Hypotonie, Arterielle Durchblutungsstörungen, z. B. pAVK, Anämie |
| Ikterus | Bei Neugeborenen | Lebererkrankungen, z. B. Leberzirrhose und Hepatitis, Hämolyse |
| Zyanose | Bei sehr kälteempfindlichen Menschen, z. B. nach längerem Baden in kaltem Wasser | Herzinsuffizienz, (angeborene) Herzfehler, respiratorische Insuffizienz |

Kapitel 12, Aufgabe 8

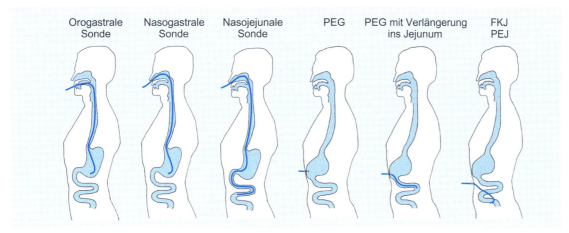

**Abb. L12.3** Unterschiedliche Sondenlagen zur enteralen Ernährung. [L215]

Aufgabe 12.7

Body-Mass-Index (BMI) [kg/m$^2$] = $\dfrac{\text{Körpergewicht [kg]}}{(\text{Körpergröße [m]})^2}$

Normbereich: 18,5–24,9 kg/m$^2$.

Aufgabe 12.8

Siehe Abbildung oben.

Aufgabe 12.9

**Störung der Impulsverarbeitung:** Schlaganfall, Alzheimer-Demenz, Multiple Sklerose; Gehirntumor.
**Psychische/psychiatrische Störung:** Rückfall in kleinkindliche Verhaltensweisen (Kinder, bei Psychosen), Konflikte mit Betreuungspersonen.
**Unterbrechung der Impulsüberleitung:** Querschnittslähmung, Spina bifida, Multiple Sklerose.

**Sensorische Störung:** Hämorrhoiden-OP, Diarrhö, Rektumprolaps, Dickdarmentzündung.
**Muskuläre Störung:** Tumoren/nach Tumor-OP, Fistelspaltung, Dammriss während der Geburt mit Verletzung des Schließmuskels, infiltrierende Abszesse, Beckenbodensenkung, Überdehnung durch Obstipation, nachlassende Verschlusskraft im Alter.

Aufgabe 12.10

Siehe Abbildung unten.

Aufgabe 12.11

**Kinaesthetics/Kinästhetik** (*griech.* kinesis = Bewegung, aisthesis = Empfindung): Bewegungslehre, die sich mit der Empfindung und dem Ablauf der natürlichen menschlichen Bewegung beschäftigt. Die Handlungs- und Bewegungsfähigkeiten der Pflegenden werden ge-

Kapitel 12, Aufgabe 10

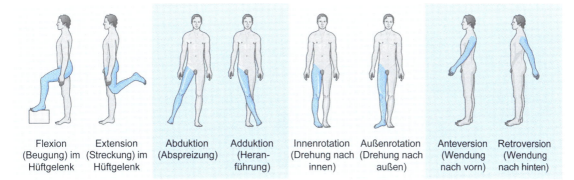

**Abb. L12.4** Die acht Bewegungsrichtungen der menschlichen Gelenke. [L138]

schult, damit sie bewegungs- und wahrnehmungsbeeinträchtigte Patienten anleiten können, eigene Ressourcen wahrzunehmen und gezielt einzusetzen.

Aufgabe 12.12

- Interaktion
- Funktionale Anatomie
- Menschliche Bewegung
- Anstrengung
- Menschliche Funktionen
- Umgebung

Aufgabe 12.13

- Alter über 70 Jahre
- Einnahme von mehr als vier verschiedenen Medikamenten
- Reduzierter Allgemeinzustand
- Körperliche Behinderung
- Wahrnehmungsstörungen
- Sehstörungen
- Immobil und inaktiv
- Post-Fall-Syndrom

Auch das Nennen der endogenen und exogenen Sturzursachen ist korrekt, da sich die Inhalte vermischen.

Aufgabe 12.14

- Schlafzyklus: Schlaf- und Wachphasen, Zeitpunkt des Einschlafens und des Erwachens
- Gesamtschlafzeit, die sich aus Nacht- und Tagesschlaf zusammensetzt
- Art des Schlafes: ruhig, tief, oberflächlich
- Schlafhaltung: Liegt der Patient in Bauch-, Seiten- oder Rückenlage?
- Begleitgeräusche: Schnarchen, Stöhnen, Knirschen
- Pathologische Begleiterscheinungen: Bettnässen, Schlafwandeln
- Befinden nach dem Aufwachen: Fühlt sich der Patient erholt oder abgespannt?
- Reaktionen auf Schlafmittel
- Individuelle Schlafgewohnheiten

Aufgabe 12.15

- Säugling: 18 Std.
- Kleinkind: 13 Std.
- Schulkind: 11 Std.
- Jugendlicher: 9 Std.
- Erwachsener: 8 Std.
- Älterer Mensch: 7 Std.

Aufgabe 12.16

**Förderliche Einflussfaktoren:** Wohlbefinden, Entspannung, Reizabschirmung, Zufriedenheit, Selbstvertrauen.
**Hinderliche Einflussfaktoren:** Überhitzung, Stress, Belastung, Angst, Unsicherheit.

Aufgabe 12.17

Siehe Tabelle unten.

Kapitel 12, Aufgabe 17

**Tab. L12.6** [L138]

| Lagerungsart | Wann anwenden |
|---|---|
| Flachlagerung/Rückenlage | • Schädelverletzungen<br>• Rückenoperationen<br>• Wirbelsäulen- oder Beckenfrakturen |
| Rückenlage mit Knierolle | • Zur Entspannung der Bauchmuskeln bei Bauchschmerzen<br>• Bauchverletzungen |
| Oberkörperhochlagerung | • Zur Atemerleichterung<br>• Zum Essen und Trinken<br>• Herz- und Lungenerkrankungen |
| Schocklage („Trendelenburg-Lage", ca. 15°-Kopftieflagerung) | • Hypovolämischer Schock<br>• Akute Blutungen<br>• Kreislaufversagen<br>• Legen eines ZVK |
| Beintieflagerung/schiefe Ebene | • Arterielle Durchblutungsstörungen<br>• Nach Gefäßoperationen im arteriellen System |

**Tab. L12.6** *(Forts.)*

| Lagerungsart | Wann anwenden |
|---|---|
| Beinhochlagerung | • Zur Förderung des venösen Rückflusses<br>• Nach Venenoperationen<br>• Venenentzündungen |
| Bauchlagerung | • Entlastungslage, z. B. bei Dekubitus<br>• Korrekturlage, z. B. bei Kontraktur<br>• ARDS |
| Stabile Seitenlage | • Bewusstlosigkeit (zum Freihalten der Atemwege)<br>• Erbrechen (zur Verhinderung von Aspiration) |
| 90°-Seitenlage | • Hemiplegie<br>• Nach Lungenoperationen<br>• Ungeeignet zur Dekubitusprophylaxe, da die Trochantergegend hohem Druck ausgesetzt wird |
| 30°-Seitenlage | • Dekubitusprophylaxe und -therapie<br>• Zum Essen und Trinken bei Dekubiti im Sakralbereich, dazu Bett in Beintieflagerung stellen |
| 135°-Seitenlage | • Zum Verbandswechsel im Rücken- und Sakralbereich, wenn keine zweite Pflegekraft vorhanden ist<br>• ARDS<br>• In Abwechslung zur 30°-Seitenlagerung |

Aufgabe 12.18

A2, B3, C1

# Kapitel 13

Aufgabe 13.1

**Tab. L13.1**

| | Typische Zeichen | Typische Ursachen |
|---|---|---|
| Störungen des Bewusstseins | • Leichtere Störungen: Verwirrung, Verlangsamung, (leichte) Schläfrigkeit<br>• Schwerere Störungen: zunehmende Schläfrigkeit mit immer geringeren Reaktionen bis zur Bewusstlosigkeit | • Vergiftungen<br>• Alle Formen des Schocks<br>• Diabetisches Koma<br>• Schwerer Schlaganfall<br>• Schädel-Hirn-Trauma<br>• Epilepsie |
| Störungen der Herzaktion und des Kreislaufs | • Veränderungen des Pulses<br>• Veränderte Hautfarbe (weiß, grau oder blau)<br>• Bewusstseinsstörungen | • Herzinfarkt, Herzinsuffizienz, Herzrhythmusstörungen<br>• Blutungen (nach innen oder außen)<br>• Sepsis, Anaphylaxie |
| Störungen der Atmung | • Insuffiziente (schwache, schnappende oder fehlende) Atmung<br>• Übermäßige Atemanstrengungen<br>• Abnorme Atemgeräusche (z. B. Stridor)<br>• Veränderte Hautfarbe (grau oder blau) | • Hochgradige Verengung/Verlegung der Atemwege<br>• Kardiogener Schock<br>• Lungenembolie<br>• Brustkorbverletzungen<br>• Vergiftungen<br>• Aspiration |

## Aufgabe 13.2

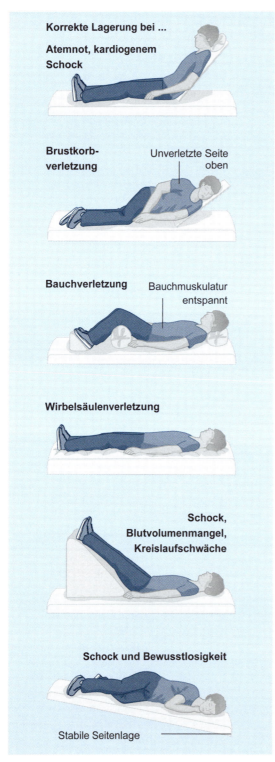

**Abb. L13.1** Korrekte Lagerungen in Abhängigkeit von der Krankheitsursache. [L138]

## Aufgabe 13.3

**Ein-Helfer-Methode:** Steht nur ein Helfer zur Verfügung, beginnt er die Reanimation mit 30 Brustkorbkompressionen und führt anschließend zwei Atemspenden durch (Verhältnis 30:2). Diesen Rhythmus behält er bei.

**Zwei-Helfer-Methode:** Bei der Zwei-Helfer-Methode beatmet der eine Helfer, und der andere führt die Herzmassage durch. Die beiden Helfer stimmen sich dabei so ab, dass auf jeweils 30 Herzkompressionen zwei Atemspenden folgen (Verhältnis 30:2). Da die Herzmassage über längere Zeit sehr anstrengend ist, sollten sich die beiden Helfer im Abstand von 2 Min. abwechseln.

## Aufgabe 13.4

- Volumenmangelschock
- Kardiogener Schock
- Septischer Schock
- Anaphylaktischer Schock

## Aufgabe 13.5

- Marmorierte (fleckig-weiße), später blasse und kaltschweißige Haut
- Eingefallenes Gesicht des Patienten
- Kollabierte Halsvenen
- Frieren des Patienten
- Reaktionen auf Umweltreize verlangsamt
- Durch den Flüssigkeitsverlust hat der Patient außerdem Durst

## Aufgabe 13.6

- Patienten beruhigen, hinlegen und in Autotransfusionslage bringen. Ausnahme: Blutungen an Kopf, Lunge und oberem Magen-Darm-Trakt
- Sauerstoff (100 %) 6–8 l/Min. geben, ggf. reanimieren
- Starke Blutungen durch Druckverband oder Abdrücken zuführender Arterien stillen
- Große zentralvenöse Zugänge (evtl. ZVK) legen. Großzügige Infusionstherapie zum Volumenausgleich durchführen, z. B. isotone Kochsalzlösung, bei Blutverlust evtl. auch Transfusion von Erythrozytenkonzentraten
- Kreislauf durch Gabe von Katecholaminen unterstützen
- Azidose und Elektrolytverluste je nach Laborbefunden ausgleichen
- Laufendes Monitoring der Vitalparameter durchführen

Aufgabe 13.7

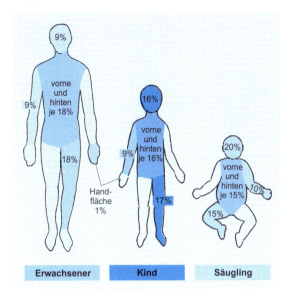

**Abb. L13.2** Figurenschema zur Abschätzung der verbrannten Körperoberfläche.

Aufgabe 13.8

- **Verbrennung 1. Grades:** Lokale Schwellung und Rötung. Die Schädigung ist auf die Oberhaut (Epidermis) beschränkt. Die Haut schuppt später ab; es bleiben keine Narben.
- **Verbrennung 2. Grades:** Zusätzliche Bildung von Brandblasen mit starken Schmerzen. Auch die Lederhaut (Korium) ist betroffen. Je nach Tiefenausdehnung erfolgt die Abheilung ohne oder mit Narbenbildung.
- **Verbrennung 3. Grades:** Komplette Zerstörung der Haut mit den Hautanhangsgebilden – sogenannte Verkohlung. Eine Selbstheilung ist nicht mehr möglich.
- Die schwere drittgradige Verbrennung kann auch Unterhaut, Knochen, Sehnen und Muskulatur betreffen und heißt dann auch **Verbrennung 4. Grades.**

Aufgabe 13.9

Plötzliches Hinfallen; zuckende Bewegungen, Verkrampfungen (tonisch-klonische Krämpfe); Bewusstlosigkeit

Aufgabe 13.10

Vermeiden von Verletzungen während des Krampfs (Stühle wegräumen); krampfende Arme und Beine dürfen wegen der Verletzungs- und Frakturgefahr nicht festgehalten werden. Die Injektion krampflösender Arzneimittel (z. B. Diazepam = Valium®) ist bei einem einzelnen Krampfanfall umstritten, bei Krampfserien oder langem, ununterbrochenem **Krampfen (Status epilepticus)** aber zwingend erforderlich. Ist der Patient nach dem Anfall weiterhin bewusstlos, wird er (bei vorhandener Atmung) in die stabile Seitenlage gebracht.

Aufgabe 13.11

- Gebrauchte Kanülen niemals liegen lassen, sondern sofort ohne Verpackungsmaterialien in den Kanülenwegwerfbehälter (Plastikkanister) werfen. Nicht in die Schutzkappe zurückstecken
- Kanülenwegwerfbehälter regelmäßig leeren (Gefahr durch herausstehende Kanülen)

# Kapitel 14

Aufgabe 14.1

**Eigenanamnese:** jetzige Anamnese, frühere Anamnese, Sozialanamnese, Familienanamnese.
**Fremdanamnese:** wenn Eigenanamnese unmöglich oder nicht ausreichend, z. B. Bewusstlose, Kinder, desorientierte/verwirrte Patienten.

Aufgabe 14.2

**Inspektion** *(Betrachtung)*, z. B. der Haut (bei Lebererkrankungen evtl. gelblich verfärbt), der Atembewegungen des Brustkorbs (seitengleich?), von Gliedmaßen (Fehlstellungen bei Knochenbrüchen).
**Palpation** *(Tastuntersuchung)*, z. B. Fühlen des Pulses, Abtasten innerer Organe durch die Bauchdecke.
**Perkussion** *(Klopfuntersuchung)*, z. B. der Lunge.
**Auskultation** *(Abhorchen)* mit dem Stethoskop.

Aufgabe 14.3

- Jede anstehende Maßnahme wird dem Kind altersentsprechend erklärt
- Unangenehme oder gar schmerzhafte Untersuchungen müssen als solche angesprochen werden. Verharmlosungen zerstören das Vertrauen des Kindes
- Eltern werden ausdrücklich zu Zuspruch und Trost ermutigt und ggf. angeleitet, wie sie ihrem Kind am besten beistehen können
- Das Mitnehmen eines vertrauten Spielzeugs, z. B. Kuscheltier, kann dem Kind helfen
- Ein Kind, das geschickt abgelenkt und gut gehalten wird, verspürt häufig nur den halben Schmerz
- Nach jedem Eingriff wird das Kind getröstet und möglichst auf den Arm genommen

## Aufgabe 14.4

- Sterilisierte (einfache) Tupfer werden nach der Herstellung sterilisiert und auf Rollen zum Einsetzen in die entsprechenden Spender geliefert. Sie sind nach Anbruch zwar nicht mehr steril, werden aber bei der i. c.-, s. c.- oder i. m.-Injektion sowie der Punktion eines peripheren Gefäßes als ausreichend erachtet. Sterile Tupfer werden einzeln oder zu mehreren steril verpackt
- 30 Sek. entspricht ungefähr der Zeit, die die vom Desinfektionsmittel feuchte Haut zum Trocknen braucht
- Für die Hautdesinfektion werden nur Haut-, keine Händedesinfektionsmittel benutzt. Letztere enthalten rückfettende Substanzen, die z. B. das Haften von Pflastern verhindern
- Bei Blutentnahmen zur Alkoholbestimmung dürfen keine alkoholhaltigen Desinfektionsmittel verwendet werden, da sie das Ergebnis verfälschen. In der Regel erfolgen diese Blutentnahmen mit speziellen Sets, die ein geeignetes Desinfektionsmittel enthalten. Auch vor der kapillaren Blutentnahme zur Blutzuckerkontrolle dürfen keine alkoholhaltigen Desinfektionsmittel verwendet werden (Verfälschung des Messergebnisses)

## Aufgabe 14.5

**Vorbereitung**
- Patienten informieren
- Durchblutung verbessern (z. B. durch Herabhängenlassen des Arms)
- Materialien bereitstellen

**Durchführung und Nachbereitung**
- Hände desinfizieren
- Haut desinfizieren
- Schutzhandschuhe anziehen
- Lanzette zügig einstechen
- Ersten Tropfen Blut mit Tupfer abwischen
- Kapillarblut in Kapillare aufnehmen
- Einstichstelle komprimieren; ggf. Pflaster

## Aufgabe 14.6

- Vor allen Kontrastmitteluntersuchungen: Schilddrüsenwerte und Kreatininwert im Blut bestimmen lassen, weitere Untersuchungen je nach hausinternen Richtlinien organisieren
- Patienten zur Untersuchung nüchtern lassen
- Lose Zahnprothesen entfernen
- Venösen Zugang legen (lassen)
- Patienten während und bis 15 Min. nach der Untersuchung auf die Symptome einer Kontrastmittelunverträglichkeit beobachten
- Äußerungen des Patienten wie „mir wird so komisch" unbedingt ernst nehmen. Kontrastmittelzufuhr stoppen und sofort den Arzt benachrichtigen
- Vorher: sicherstellen, dass Sauerstoffgerät sowie Notfallkoffer bzw. -wagen mit Reanimationsbesteck und Notfallmedikamenten bereitstehen
- Nach der Untersuchung auf ausreichendes Trinken des Patienten (Arztrücksprache bei Herzinsuffizienz) achten

## Aufgabe 14.7

**Punktion:** Einstechen mit spezieller Nadel in Gefäße, Körperhohlräume oder Organe, um physiologische oder pathologische Körperflüssigkeiten oder Gewebe zu entnehmen.

**Biopsie:** Entnahme einer Gewebeprobe am lebenden Patienten.

## Aufgabe 14.8

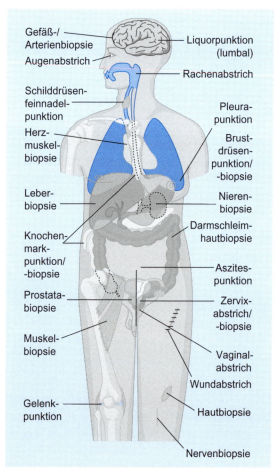

**Abb. L14.3** Punktionen und Biopsien. [L138]

## Kapitel 15

Aufgabe 15.1

**Emulsionen:** Mischung zweier nicht ineinander löslicher Flüssigkeiten, z. B. Öl-in-Wasser- und Wasser-in-Öl-Emulsion; Verabreichung: kutan
**Salben:** Wirkstoff eingebettet in streichfähige Grundmasse, meist auf Fettbasis; Verabreichung: kutan
**Dragee** (Lacktablette): Tablette mit zusätzlichem Überzug (meist Zuckerguss). Genaue Dosierung, gut zu schlucken, geschmacksneutral, nicht teilbar; Verabreichung: oral
**Tablette:** Fest gepresstes Pulver in meist runder Form. Genaue Dosierung, oft teilbar, oft schlecht zu schlucken; Verabreichung: oral
**Suppositorium:** Einbettung des Wirkstoffs in eine Fett-Grundlage, die bei Körpertemperatur schmilzt. Effektive Wirkstoffmenge stark schwankend; Verabreichung: meist rektal, bei Vaginalzäpfchen vaginal
**Lösungen:** Fester Wirkstoff, vollständig gelöst in einem Lösungsmittel (z. B. Wasser, Alkohol). Auch zur Herstellung von Inhalaten; Verabreichung: kutan, oral, parenteral
**Kapseln:** Feste oder flüssige Arzneisubstanz in einer im Magen-Darm-Kanal löslichen Hülle. Nicht teilbar, Öffnen oft möglich. Pulverhaltige Kapseln auch zur Herstellung von Inhalaten; Verabreichung: meist oral

Aufgabe 15.2

Von links oben nach rechts unten: intramuskulär, subkutan 90°, subkutan 45°, intravenös, intrakutan; Hautschichten: Haut (Kutis), Unterhaut (Subkutis), Muskulatur

Aufgabe 15.3

Material:
Verordnete Infusionsflasche mit Aufhängevorrichtung, falls diese nicht bereits an der Infusionsflasche vorhanden ist; steriles Infusionsbesteck; Desinfektionsmittel; bei Bedarf Infusionsständer; ggf. Bakterienfilter; ggf. Mehrfachverbindungen und Dreiwegehähne; ggf. verordnete Arzneimittel zum Zumischen.

Aufgabe 15.4

- Infusionsflasche/-beutel auf Unversehrtheit, Verfallsdatum, Trübung, Kristallisierung oder Ausflockung kontrollieren
- Arbeitsfläche desinfizieren und hygienische Händedesinfektion durchführen
- Verschlussabdeckung der Infusionsflasche entfernen und Einstichstelle desinfizieren (Einwirkzeit beachten). Gummistopfen von Plastikflaschen müssen nicht desinfiziert werden
- Infusionsbesteck auspacken, Durchflussregler und Belüftungsventil/Bakterienfilter schließen. Bei nicht geschlossenem Ventil kann dieses feucht und damit unbrauchbar werden
- Dorn der Infusionsleitung in die stehende Flasche bzw. den schräg gehaltenen Beutel stechen
- Infusionsflasche/-beutel aufhängen
- Tropfkammer durch Komprimieren und Loslassen zu ⅔ (bis zur Markierung) füllen
- Belüftungsventil öffnen. Bei Plastikflaschen kann, bei Glasflaschen muss der Belüftungsfilter geöffnet werden
- Durchflussregler langsam öffnen, Infusionsleitung blasenfrei füllen und Durchflussregler wieder schließen

Aufgabe 15.5

- Material vorbereiten
- Patienten informieren
- Störende Bekleidung des Patienten entfernen
- Beruhigend auf den Patienten einwirken/ablenken
- Haut im Bereich der Punktionsstelle rasieren
- Patienten lagern
- Assistenz beim Legen des Katheters
- Punktionsstelle verbinden
- Anmeldung/Vorbereitung Röntgenkontrolle

Aufgabe 15.6

a) Grundlage aller Berechnungen: 1 ml ≙ ca. 20 Tropfen. 1 Tropfen pro Min. ≙ 3 ml pro Std.
b) 500 ml × 20 Tropfen/ml = 10.000 Tropfen; 10.000 Tropfen ÷ (12 × 60 Min) = 10.000 Tropfen ÷ 720 Min. = 13,88 Tropfen/Min.; 60 Sek. ÷ 13,88 Tropfen = 4,32 Tropfen/Sek. → ca. alle 4 Sek. (exakt: 4,32) muss ein Tropfen fallen.

Aufgabe 15.7

**Akupunktur:** Wirkung ist nach wie vor unklar; derzeit wird die Akupunktur vor allem bei Rücken- und Knieschmerzen angewendet, seltener z. B. bei Migräne.
**Phytotherapie:** Arnikablüten, Paprikafrüchte, Heublumen, Kiefernsprossen und Guajakholz eignen sich zur Schmerzbehandlung bei Erkrankungen des Bewegungsapparats. Sie werden häufig mit physikalischen Maßnahmen wie Wärmebehandlung kombiniert.

**Körperliches Training:** wirkt über eine Aktivierung des körpereigenen Endorphinsystems und möglicherweise den Serotoninhaushalt im Gehirn. Darüber hinaus vermindert es z. B. Schonhaltungen und kann so Schmerzen vorbeugen. Zudem ist körperliches Training als Prophylaxe vieler weiterer Komplikationen hilfreich.
**Elektrotherapie:** Zwei wichtige Verfahren: **TENS** (**t**ranskutane **e**lektrische **N**erven**s**timulation) und Rückenmarkstimulation (**SCS** = **s**pinal **c**ord **s**timulation).
**Psychotherapeutische Verfahren:** Verhaltenstherapeutische Ansätze; Schmerzbewältigungsverfahren; Stressbewältigungsprogramme; Biofeedback.
**Chirurgische Therapie:** Als letzte Möglichkeit mit dem Einsatz chirurgischer neurodestruktiver Verfahren.

Aufgabe 15.8

**Tab. L15.3** [L190]

| Bezeichnung | Zeichnung | Kurzcharakterisierung |
|---|---|---|
| Platzwunde | | Durch starken Druck oder Schlag bedingte oberflächliche Wunde mit ausgerissenen Wundrändern (Aufplatzen der Haut) und Prellung benachbarter Gewebe |
| Schnittwunde (1) | | Durch scharfe Instrumente entstandene, unterschiedlich tiefe Wunde mit glatten Rändern |
| Quetschwunde (2) | | Wundentstehung ähnlich Platzwunde, jedoch oft Zerstörung tieferer Gewebeschichten mit Bildung tiefer Wundtaschen. Hautoberfläche evtl. intakt |
| Risswunde (3) | | Durch scharfe/spitze Instrumente (z. B. Nägel) bedingte Wunde mit unregelmäßigen, zerfetzten Wundrändern (Haut zerrissen, nicht zerschnitten) |

**Tab. L15.3** [L190] *(Forts.)*

| Bezeichnung | Zeichnung | Kurzcharakterisierung |
|---|---|---|
| Stichwunde (4) | | Durch spitze Instrumente verursachte Wunde mit oft nur kleiner äußerer Wunde, aber tiefem Stichkanal |
| Ablederungswunde (5) (Décollement) | | Durch tangential einwirkende Kräfte (Scherkräfte) hervorgerufene, meist großflächige Wunde mit Ablösung oberflächlicher von tiefen Hautschichten bzw. der Haut von tiefer liegenden Weichteilen |
| Schürfwunde (6) | | Oberflächliche Wunde mit Zerstörung nur der oberen Hautschichten bis zur Lederhaut. Durch Eröffnung der Blutgefäße in der Lederhaut punktförmige Blutungen |
| Kratzwunde (7) | | In der Regel durch Tierkrallen verursachte, oberflächliche Risswunde |
| Schusswunde (8) | | Durch Schuss entstandene Wunde mit oft erheblicher Gewebezerstörung. Differenzierung zwischen **Streifschuss** (Kugel streift den Körper tangential), **Steckschuss** (Kugel dringt in den Körper ein und verbleibt im Gewebe) und **Durchschuss** (Kugel durchschlägt den Körper, Ausschussöffnung meist erheblich größer als Einschussöffnung) |
| Pfählungsverletzung (9) | | Durch Einstoßen pfahlartiger Gegenstände verursachte Wunde. Oft sehr tief und mit erheblicher Gewebezerstörung einhergehend |

| Tab. L15.3 [L190] (Forts.) | | |
|---|---|---|
| Bezeich-nung | Zeichnung | Kurzcharakteri-sierung |
| Bisswunde (10) | | Durch Tier- oder Menschenbiss bedingte Wunde mit unterschiedlicher Gewebequetschung |

## Aufgabe 15.9

**Exsudationsphase (Reinigungsphase):** Blutstillung durch Engstellung der Gefäße und Blutgerinnung, Abwehrzellen (Leukozyten, v. a. Phagozyten) wandern ein und bauen Bakterien und Gewebenekrosen ab.
**Proliferationsphase (Granulationsphase):** Einwanderung von Fibroblasten und Aufbau eines Gerüstes für die Gewebeneubildung, Anlagerung von Endothelzellen, Verfestigung durch Kollagenfasern, Einsprießen von Kapillaren, Ausbildung von gefäßreichem Granulationsgewebe.
**Reparationsphase (Epithelisierungsphase):** Wundkontraktion durch Abgabe von Wasser und Gefäßrückbildung im Granulationsgewebe, Einwanderung der Epithelzellen vom Wundrand, Ausbildung von faserreichem Narbengewebe, Verschluss durch Verdickung der Zellschicht.

# Kapitel 16

## Aufgabe 16.1

Blutdruck im intrathorakalen Hohlvenensystem. Maß für die Funktion des rechten Herzens und den Füllungszustand des venösen Systems.

## Aufgabe 16.2

Händedesinfektionsmittel; Desinfektionsspray; Thoraxschublehre mit eingebauter Wasserwaage; wasserfester Markierungsstift; ZVD-Set (z. B. Medifix®) mit Infusionssystem: Verbindungsschlauch zur Infusion, zum ZVK sowie zur Messleiste und Dreiwegehahn; Infusionsständer und Messleiste (in cm $H_2O$ graduiert); NaCl 0,9 % zur Infusion (wegen des geringen Verbrauchs 100- bzw. 250-ml-Flasche ausreichend)

## Aufgabe 16.3

Maßnahmen der allgemeinen präoperativen Pflege; Organisation aller angeordneten Untersuchungen: EKG, Blutuntersuchungen, Blutgruppenbestimmung, Rö-Thorax, Lungenfuktionsprüfung, Echokardiographie, Sonografie der hirnversorgenden Gefäße; Pneumonieprohylaxe; Nahrungsabbau; Rasur und Darmreinigung je nach Stationsstandard; psychische Begleitung.

## Aufgabe 16.4

Das Langzeit-EKG dient:
- Der Diagnose von Herzrhythmusstörungen
- Der Abklärung von Synkopen oder – bei Kindern – Atempausen
- Der Überwachung einer antiarrhythmischen Therapie
- Der Kontrolle nach Herzoperationen
- Der Schrittmacherkontrolle
- Bei entsprechenden Funktionen des Geräts der Diagnose stummer, d. h. vom Patienten nicht bemerkter, Durchblutungsstörungen des Herzens (stumme Myokardischämien)

## Aufgabe 16.5

**Aortenklappenstenose:** Linksherzinsuffizienz, Schwindel und Synkopen v. a. bei Belastung, Angina pectoris.
**Aortenklappeninsuffizienz:** Linksherzinsuffizienz, Belastungsdyspnoe, Angina pectoris. Typisch: sehr hohe Blutdruckamplitude.
**Mitralklappenstenose:** Facies mitralis (Wangenrötung = Mitralbäckchen plus Lippenzyanose), Atemnot, Husten, evtl. blutiges Sputum, Lungenödem, Vorhofflimmern, später retrosternales Engegefühl, Zeichen der Rechtsherzinsuffizienz.
**Mitralklappeninsuffizienz:** Belastungsdyspnoe, Schwindel, Zeichen der Rechtsherzinsuffizienz, bei akuter Insuffizienz (z. B. bei Myokardinfarkt) akute Herzinsuffizienz mit Lungenödem.

## Aufgabe 16.6

Entspannung der glatten Gefäßmuskulatur: 1) Erweiterung der Venen → Blutrückstrom zum Herzen wird geringer → Vorlast sinkt; 2) Arterienerweiterung → Widerstand wird geringer → Nachlast sinkt; 3) Direkte Erweiterung der Herzkranzgefäße

## Aufgabe 16.7

Minimierung aller vermeidbaren Risikofaktoren; bestmögliche Therapie weiterer Risikoerkrankungen (z. B. Hypertonie, Diabetes); Vermeidung individuell Angina Pectoris auslösender Situationen (z. B. große Anstrengungen, Kälte); Abbau von Übergewicht; regelmäßige körperliche Aktivität; Erkennen von Warnzeichen; Umgang mit Nitraten

Kapitel 16, Aufgabe 9

**Linksherzinsuffizienz**

Häufige Ursachen:
KHK einschl. Herzinfarkt, Arterielle Hypertonie, Klappenfehler (v. a. des linken Herzens), Rhythmusstörungen

**Rechtsherzinsuffizienz**

Häufige Ursachen:
Linksherzinsuffizienz, Herzklappenfehler (v. a. des rechten Herzens), Lungenerkrankungen

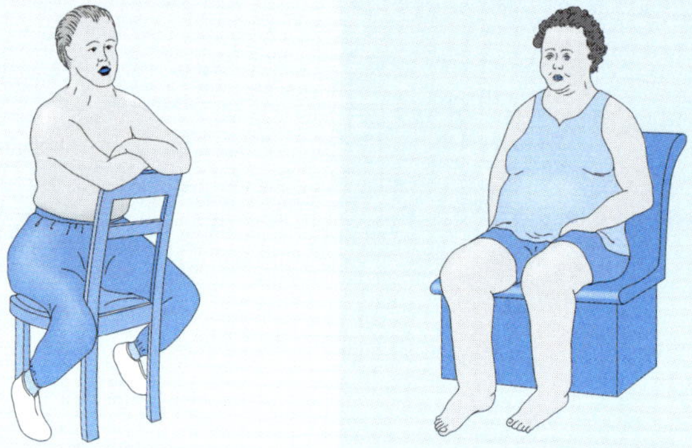

**Symptome bei Linksherzinsuffizienz**

- Belastungs-, Ruhedyspnoe, Orthopnoe
- Rasselgeräusche über Lunge, Husten
- Lungenödem
- Zyanose
- Einsatz der Atemhilfsmuskulatur

**Symptome bei Rechtsherzinsuffizienz**

- Gestaute, erweiterte Halsvenen
- Ödeme (Bauch, Unterschenkel, Füße)
- Gewichtszunahme
- Leber- und Milzvergrößerung
- Aszites
- „Magenbeschwerden"

**Gemeinsame Symptome**

- Eingeschränkte Leistungsfähigkeit, Schwäche und Ermüdbarkeit
- Nykturie
- Tachykardie bei Belastung, Herzrhythmusstörungen
- Herzvergrößerung, Pleura- und Perikarderguss
- Im Spätstadium niedriger Blutdruck

**Abb. L16.2** Häufige Ursachen und Symptome von Links- und Rechtsherzinsuffizienz. [L190]

## Aufgabe 16.8

**I:** Keine Beschwerden bei normaler Belastung, aber Nachweis einer beginnenden Herzerkrankung durch (technische) Untersuchungen
**II:** Leichte Beschwerden bei normaler Belastung, mäßige Leistungsminderung
**III:** Erhebliche Leistungsminderung bei normaler Belastung
**IV:** Ruhedyspnoe

## Aufgabe 16.9

Siehe Abbildung oben.

## Aufgabe 16.10

1) Veränderte Blutströmungen; 2) Kleinste Endokardverletzungen; 3) Thrombotische Auflagerungen; 4) Bakterielle Besiedlung → Bakteriämie; 5) Bakterielle Endokarditis; 6a) Zerstörung einer Herzklappe; 6b) Systemische Beteiligung

## Aufgabe 16.11

A3, B1, C2

## Aufgabe 16.12

Regelmäßige Temperatur- und Kreislaufkontrollen; auf Zeichen einer Exsikkose/Dehydratation achten; Flüssigkeitshaushalt bilanzieren; Flüssigkeitsverluste ersetzen, Getränke anbieten; leicht verdauliche, vitaminreiche Kost reichen, z. B. Obst, Joghurt oder Quarkspeisen, Zwischenmahlzeiten; wegen der Obstipationsgefahr auf regelmäßigen Stuhlgang achten; Zimmer ruhig halten, evtl. abdunkeln; Prophylaxen je nach Gefährdung durchführen; evtl. Maßnahmen zur Fiebersenkung (Kontraindikationen beachten!).

# Kapitel 17

## Aufgabe 17.1

- Betroffene Extremität regelmäßig inspizieren: Hautfarbe, -veränderungen, -temperatur?
- Ggf. Sensibilität, Fußpulse prüfen
- Blutdruck regelmäßig kontrollieren
- Auf Bemühungen achten, Risikofaktoren auszuschalten und sich gesundheitsfördernd zu verhalten
- Sich nach Schmerzen erkundigen, Gehstrecke beobachten

## Aufgabe 17.2

**S** wie **S**tehen und **S**itzen ist schlecht, **L** wie **L**aufen und **L**iegen ist gut.

## Aufgabe 17.3

- Vitalzeichen kontrollieren
- Arzt benachrichtigen
- Bei blasser, kalter Haut und Fehlen der Fußpulse (dringender Verdacht auf arteriellen Gefäßverschluss) betroffene Extremität *tief* lagern, Wattepackung anlegen und/oder Wollstrümpfe anziehen, Patienten Bettruhe einhalten lassen (Arztanordnung). Venösen Zugang für die Schmerztherapie und die intravenöse Heparinisierung vorbereiten. Evtl. OP-Vorbereitungen durchführen, Patienten nüchtern lassen
- Bei livider, warmer Haut (wahrscheinlichste Ursache ist eine Thrombose) Bein *hoch* lagern, Patienten Bettruhe einhalten lassen (auf Arztanordnung) und Materialien für venösen Zugang zur eventuell notwendigen intravenösen Heparinisierung vorbereiten. Ggf. OP-Vorbereitung treffen
- Bei akutem Gefäßverschluss an einer Extremität Dekubitusprophylaxe, vor allem an der betroffenen Extremität durchführen
- Schmerzlokalisation und -intensität, Hautfarbe und Hautwärme, Bein- und Fußpulse, Beinumfang, Sensibilität und Motorik beobachten und dokumentieren. Je nach ärztlicher Anordnung Vitalzeichen weiter engmaschig kontrollieren

## Aufgabe 17.4

**Tab. L17.1**

|  | Beschreibung | Pflegemaßnahme |
|---|---|---|
| Feuchte Gangrän | - Besiedeln Bakterien die Nekrose, so zersetzen diese allmählich das abgestorbene Gewebe<br>- Matschig-schmieriges Aussehen und übel-fauliger Geruch der Wunde<br>- Lebensbedrohliche Situation für den Patienten – es droht eine Ausbreitung der Infektion, im Extremfall eine Sepsis<br>- Systemische Antibiotikatherapie, meist ist eine frühestmögliche Amputation sinnvoll | - Versorgung mit geeigneten Wundauflagen, meist wird nur ein lockerer Verband aus Mullbinden angelegt<br>- Ggf. werden trocken haltende antiinfektive Wundkompressen wie Silberaktivkohle verwendet |
| Trockene Gangrän | - Blauschwarzer bis schwarzer, scharf abgegrenzter Gewebedefekt, der wie mumifiziert aussieht<br>- Gewebe ist trocken und hart<br>- Entsteht vor allem bei Patienten mit schwerer peripherer arterieller Verschlusskrankheit sowie bei Diabetikern nach kleineren Verletzungen oder an Druckstellen, vorzugsweise an Zehen und Vorfuß | - Trockenhalten und Vermeiden von Infektionen. Gelingt dies, mumifiziert das Gewebe (zu Beginn meist ein Zeh), fällt ab und das darunterliegende granulierende Gewebe wird sichtbar |

## Aufgabe 17.5

- Gefäße: der Bluthochdruck beschleunigt die Arteriosklerose
- Auge: die hypertoniebedingten Netzhautschäden reichen über Netzhautblutungen bis zur Erblindung
- Herz: mögliche Folgen am Herz sind eine Linksherzhypertrophie durch den erhöhten Widerstand im Körperkreislauf, eine hypertensive Kardiomyopathie sowie eine koronare Herzkrankheit durch Arteriosklerose der Herzkranzgefäße
- Niere: frühes Zeichen einer hypertensiven Nephropathie ist eine (erhöhte) Albuminausscheidung mit dem Urin. Bei langjähriger Hypertonie bildet sich eine arteriosklerotische Schrumpfniere mit Niereninsuffizienz bis zum Nierenversagen aus
- Gehirn: wichtigste Komplikation des Hypertonus am Gehirn ist der Schlaganfall

Aufgabe 17.6

**Hypertensive Krise:** Krisenhafte Entgleisung des Bluthochdrucks ohne Symptome des Patienten. Blutdruck bei Erwachsenen über 220/120 mmHg, bei Kindern altersabhängige, niedrigere Grenzwerte.
**Hypertensiver Notfall:** Blutdruckentgleisung mit lebensbedrohlichen Organschäden. Leitsymptome: Kopfschmerzen, Sehstörungen, Angina pectoris, Luftnot. Umgehende stationäre Behandlung notwendig. Es drohen v. a. Hirnblutungen, zerebrale Krampfanfälle und akute Linksherzinsuffizienz.

Aufgabe 17.7

Im weiteren Sinn Sammelbezeichnung für verschiedene chronische Arterienerkrankungen, die mit einer Verhärtung und Verdickung der Arterienwand einhergehen. Im engeren Sinn Synonym für die häufigste dieser Erkrankungen, die **Atherosklerose** mit vorherrschenden Intimaveränderungen der großen Arterien mit der Folge einer Einengung des Gefäßlumens und daraus resultierenden Durchblutungsstörungen.

Aufgabe 17.8

**I:** Keine Beschwerden, aber nachweisbare Veränderungen (Stenose/Verschluss)
**II:** Claudicatio intermittens; **II a:** Schmerzfreie Gehstrecke: > 200 m, **II b:** Schmerzfreie Gehstrecke: < 200 m
**III:** Ruheschmerz in Horizontallage
**IV:** Ruheschmerz, Nekrose, Gangrän

Aufgabe 17.9

**Prävention und Gesundheitsberatung:** Nikotinkarenz. Motivation zur Raucherentwöhnung ist die wesentliche, oft Monate dauernde Aufgabe aller an der Betreuung des Patienten Beteiligten.
**Ernährung:** Ausschaltung von Risikofaktoren; bei Übergewicht: Reduktionskost; bei erhöhten Blutfettwerten: fettarme Diät anraten. Bei Diabetikern: BZ-Einstellung in den Normbereich
**Bewegung:** Einhaltung des Gehtrainings; weitere Maßnahmen nach Arztabsprache und individueller Situation des Patienten.
**Lagerung:** Vor allem bei Ruheschmerzen hat sich folgende Wechsellagerung bewährt: Die Beine 10–15 Min. flach im Bett ausstrecken, dann die Beine für kurze Zeit – warm eingepackt – auf einem etwas niedrigeren Hocker lagern. Ggf. mehrmals wiederholen.

# Kapitel 18

Aufgabe 18.1

**Atemnot** = (subjektives) Gefühl, „nicht genug Luft zu bekommen" und die Atemtätigkeit steigern zu müssen. Meist Ausdruck einer schweren Atmungsstörung unterschiedlicher Ursache und in der Regel mit sichtbar verstärkter Atemarbeit (z. B. Tachypnoe, Einsatz der Atemhilfsmuskulatur) einhergehend.

Aufgabe 18.2

Alarm auslösen; Patienten nicht alleine lassen; Ruhe und Sicherheit vermitteln; bei Notfall- oder Bedarfsmedikation: Medikament nach Anordnung verabreichen; Oberkörper hoch, bei bekannter Herzinsuffizienz zusätzlich Beine tief lagern; beengende Kleidung entfernen, evtl. Fenster öffnen; Atemhilfsmuskulatur unterstützen; Patienten zu ökonomischer Atmung anleiten (z. B. zur dosierten Lippenbremse); auf Arztanordnung Sauerstoff geben; je nach Zustand: Verlegung des Patienten auf die Intensivstation oder Intubation vorbereiten; auf Arztanordnung Bronchialsekret absaugen; Bewusstseinslage, Hautfarbe, Atmung, Blutdruck und Pulsfrequenz engmaschig kontrollieren und Geschehen dokumentieren.

Aufgabe 18.3

**Tab. L18.1**

| | Erläuterung | Ursachen |
|---|---|---|
| **Hyperventilation** | Gesteigertes Atemminutenvolumen über die Stoffwechselbedürfnisse des Körpers hinaus mit zu niedrigem $pCO_2$ (Hypokapnie) | • Am häufigsten psychogen verursacht<br>• Kann darüber hinaus metabolisch (stoffwechselbedingt), zentral (ZNS-Schädigung), kompensatorisch (als Reaktion auf einen Sauerstoffmangel), hormonell oder medikamentös bedingt sein |
| **Hypoventilation** | Im Verhältnis zum Sauerstoffbedarf des Körpers zu geringe Belüftung der Alveolen mit vermindertem Atemminutenvolumen und Anstieg von $pCO_2$ | • Schmerzen im Brustkorb oder Abdomen, die zu einer Schonatmung führen<br>• Schlechter Allgemeinzustand des Patienten<br>• Behinderung der Atmung durch Störungen des Atemzentrums, der Atemmuskulatur oder der Atemwege |

Aufgabe 18.4

Je nach Standard des Hauses können die Maßnahmen voneinander abweichen.
- Einzelzimmerunterbringung (in der Regel bis der Erregernachweis im Sputum dreimal negativ war)
- Information des Patienten, dass er sich beim Husten oder Niesen ein Papiertuch vor Mund und Nase halten soll
- Möglichst gleich bleibender Personalstamm zur Betreuung des Patienten (nur so viele Mitarbeiter wie nötig)
- Anlegen von Mund-Nasen-Schutz und Schutzkittel bei Betreten des Zimmers, von Handschuhen bei möglichem Kontakt mit infektiösem Material. Besondere Vorsicht beim Umgang mit Sputum, nicht anhusten lassen. Beim Absaugen zusätzlich Schutzbrille
- Händedesinfektion immer zweimal, Einwirkzeit jeweils 30 Sek.
- Besuche in der Regel nur von Angehörigen nach vorheriger Aufklärung über Infektionsgefährdung und Hygienemaßnahmen
- Bei unumgänglichen Transporten Schutzkittel und Mund-Nasen-Schutz für den Patienten. Dabei ist ein chirurgischer Mund-Nasen-Schutz ausreichend
- Verbleib aller Gebrauchsgegenstände im Zimmer
- Beim Geschirr krankenhausübliche Hygienemaßnahmen. Entsorgung sämtlichen Mülls gesondert als infektiös (Trennung ist sonst nicht praktikabel)
- Desinfektion nur mit Desinfektionsmitteln, die nach der Liste der Deutschen Gesellschaft für Hygiene und Mikrobiologie (DGHM-Liste) wirksam sind

Aufgabe 18.5

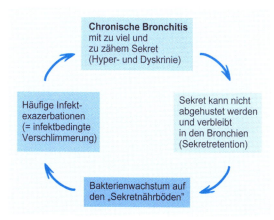

**Abb. L18.1** Teufelskreis der chronischen Bronchitis.

Aufgabe 18.6

Keine starre Lösungsvorgabe, da je nach Erfahrung der Auszubildenden unterschiedliche Schwerpunkte zu setzen sind. Häufige Inhalte von Schulungsprogrammen sind:
- Ursachen, Auslöser und Symptome des Asthma
- Wahrnehmung und Einschätzung der Atmung und der Lungenfunktion
- Peak-Flow-Meter und Ampelschema
- Asthmaprotokoll, Patiententagebuch
- Medikamentöse Therapie, Umgang mit Medikamenten und individuellem Behandlungs-/Notfallplan, Selbstanpassung der Therapie nach Vorgaben des Arztes (Selbstmanagement)
- Inhaliergeräte, Inhalationstechnik
- Atemtraining, atemerleichternde Positionen, Atemtechniken zur Verminderung der Atemwegsverengung, z. B. dosierte Lippenbremse
- Verhalten bei akutem Asthma-Anfall
- Entspannungstechniken
- Ausdauertraining und Sport
- Bedeutung regelmäßiger Arztbesuche und Lungenfunktionsprüfung
- Kontaktadressen und Hinweise auf Selbsthilfegruppen

Aufgabe 18.7

- Aerosolbehälter schütteln
- Schutzkappe abnehmen
- Tief ausatmen
- Mundstück in den Mund führen (Arzneimittelbehälter zeigt nach oben) und mit den Lippen fest umschließen
- Während langsamer, tiefer Einatmung Druck auf den Kanister ausüben (Arzneimittel wird freigesetzt)
- Ca. fünf Sekunden Luft anhalten
- Langsam (über die Nase) wieder ausatmen

Aufgabe 18.8

**Pneumothorax:** Ansammlung von Luft im normalerweise spaltförmigen Raum zwischen den beiden Pleurablättern. Durch Aufhebung des Unterdrucks im Pleuraspalt kommt es zu einem teilweisen oder kompletten Kollaps des betroffenen Lungenflügels, der dann nur noch vermindert oder gar nicht mehr am Gasaustausch teilnimmt.

Aufgabe 18.9

- **Idiopathischer Spontanpneumothorax:** Zum Teil mit Ruptur einer direkt unter der Pleura gelegenen Emphysemblase (v. a. Männer von 20–40 Jahren)

- **Symptomatischer** oder **sekundärer Spontanpneumothorax:** Folge anderer Lungenerkrankungen wie etwa einem Abszess oder einem Lungenkarzinom
- **Offener Pneumothorax** mit Brustwanddefekt
- **Geschlossener Pneumothorax,** bei dem nur die Pleura selbst verletzt ist
- Der **iatrogene Pneumothorax** als Komplikation einer ärztlichen Maßnahme

### Aufgabe 18.10

**ARDS** (adult oder acute respiratory distress syndrome, *deutsch:* akutes Lungenversagen, Atemnotsyndrom des Erwachsenen, Schocklunge, hyalines Membran-Syndrom): Akute respiratorische Insuffizienz bei vorher Lungengesunden, Letalität 40–70 %.

## Kapitel 19

### Aufgabe 19.1

**Material und Vorbereitung**
Materialien zum Legen einer gastrointestinalen Sonde; körperwarme Spülflüssigkeit; Infusionsgeräte und Klemme, ggf. Infusionsständer; Formular zur Flüssigkeitsbilanzierung und Überwachung; Blutdruckapparat; Stethoskop; Nachtstuhl; Bademantel; Decke (zum Warmhalten); Antiemetikum (z. B. Paspertin®, Vomex®) nach Arztanordnung. Der Patient wird vor der Spülung gewogen, um anhand einer eventuellen Gewichtszunahme unter der Spülung Flüssigkeitseinlagerungen erkennen zu können.
**Durchführung**
Gastrointestinale Sonde legen; Toilette freihalten (ggf. Nachtstuhl); dafür sorgen, dass der Patient nicht friert; Infusionssystem an die Sonde anschließen und den ersten Liter der Spülflüssigkeit in etwa einer halben Stunde einlaufen lassen. Übrige Flüssigkeit bei guter Verträglichkeit innerhalb 2–4 Std. verabreichen; bei starken Schmerzen, Brechreiz, Erbrechen und/oder fehlender Stuhlausscheidung Spülung abbrechen und Arzt informieren; während der Darmspülung werden der Zustand des Patienten, seine Vitalzeichen, die Einlaufgeschwindigkeit der Spüllösung und die Ausscheidung engmaschig kontrolliert.
**Nachbereitung**
Entfernen der Sonde; ggf. Unterstützung bei der Intimtoilette bzw. Körperpflege; Reinigen und Desinfizieren des Nachtstuhls; bis zur Untersuchung/Operation nur klare Flüssigkeiten (z. B. Tee, Mineralwasser, Bouillon); Flüssigkeitsbilanzierung; Gewichtskontrolle, bei starker Gewichtszunahme Arzt informieren; Elektrolytkontrolle nach Arztanordnung.

### Aufgabe 19.2

**Medizinische Erstmaßnahmen:** Nahrungs- und Flüssigkeitskarenz; Bettruhe, i. v.-Zugang zur Volumengabe (Kreislauf stabilisieren); bei V. a. mechanischen Ileus gastrointestinale Sonde; nach Erstdiagnostik ggf. Gabe kurz wirksamer Schmerzmittel; sofortige Operation bei lebensbedrohlichem Geschehen, z. B. massiver Blutung oder anhaltendem heftigen Schmerz seit mehr als 6 Std. bei bis dahin gesundem Patienten.
**Pflegerische Erstmaßnahmen:** Auf das Einhalten der Nahrungs- und Flüssigkeitskarenz achten; Infusionen anhängen und überwachen; alle Maßnahmen durchführen, die bei strenger Bettruhe nötig sind, z. B. Prophylaxen, Körperpflege im Bett; ggf. den Patienten für die Operation vorbereiten; ggf. Blasenkatheter legen; ggf. Sauerstoff nach Absprache mit dem Arzt verabreichen; evtl. Patienten beim Erbrechen unterstützen.

### Aufgabe 19.3

**Ösophagoskopie:** Untersuchung der Speiseröhre
**Gastro- und Duodenoskopie:** Untersuchung von Magen bzw. Duodenum
**Koloskopie:** Untersuchung des Dickdarms
**Rektoskopie:** Untersuchung des Mastdarms
**Proktoskopie:** Untersuchung des analnahen Darmabschnitts

### Aufgabe 19.4

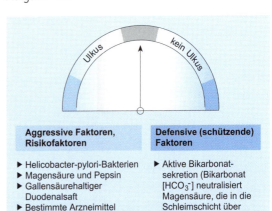

**Abb. L19.1** Aggressive und defensive Faktoren der Ulkusbildung.

## Aufgabe 19.5

Vitalzeichen (Schock?); Erbrochenes (Hämatemesis?); Stuhl (Teerstuhl?); Ulkussymptome (z. B. Schmerz, Übelkeit, Appetitlosigkeit); Zeichen von Ulkuskomplikationen (Durchbruch/Blutung > PH Tab. 19.22); Ernährung; Gewicht.

## Aufgabe 19.6

- Einnahme vieler kleiner (8–10) statt weniger großer Mahlzeiten. Gut kauen und langsam essen, da durch fehlende Magenfermente die Verdauung behindert ist
- Kalorienzufuhr um ein Drittel erhöhen (schlechte Ausnutzung der Nahrung bei Magenoperierten)
- Kein Trinken zu, sondern vor allem zwischen den Mahlzeiten und nicht mehr als 200 ml auf einmal
- Größere Zuckermengen vermeiden, da Zucker Wasser anzieht; Zucker in kleinen Mengen, z. B. im Kaffee, schadet allerdings nicht
- Bevorzugter Verzehr langsam resorbierter Kohlenhydrate (Vollkornprodukte), falls gut verträglich. Ggf. zusätzlich Quellstoffe (Guar, Pektin) zur Resorptionsverzögerung
- Milch- und Milchprodukte nach individueller Verträglichkeit (häufig schlechte Verträglichkeit von z. B. Süßmilch bei guter Verträglichkeit von Sauermilcherzeugnissen wie etwa Quark und Joghurt)
- Vermeiden blähender, stark gewürzter/gesalzener und sehr fetter Speisen
- Verzicht auf Alkohol und Rauchen
- Tägliche Gewichtskontrolle, um eine Gewichtsabnahme rechtzeitig zu erkennen
- Alle drei Monate Injektion von Vit. $B_{12}$, ggf. Einnahme von Folsäure-, Kalzium- und Eisenpräparaten
- Zusätzlich bei Spät-Dumping-Syndrom Einstecken von Würfel-/Traubenzucker zum Abfangen einer evtl. Hypoglykämie

## Aufgabe 19.7

Lebensbedrohliches Krankheitsbild mit Unterbrechung der Dünn- oder Dickdarmpassage durch ein mechanisches Hindernis (**mechanischer Ileus**) oder eine Darmlähmung (**paralytischer Ileus**). Letalität je nach Ursache und Zeitpunkt der Diagnosestellung ca. 10–25 %.

## Aufgabe 19.8

**Tab. L19.2**

|  | **Mechanischer Ileus** | **Paralytischer Ileus** |
|---|---|---|
| **Schmerzen?** | Krampfartige Schmerzen durch Hyperperistaltik (bei Säuglingen: anhaltendes Schreien) | Meist nur Druckgefühl |
| **Stuhl/ Winde?** | Stuhl/Windverhalt bei Dickdarm- und tiefem Dünndarmileus | Stuhl-Windverhalt |
| **Darmgeräusche?** | Bei Auskultation Stenoseperistaltik (Darmmuskulatur kämpft gegen die Stenose an): „metallische", „spritzende", „hochgestellte" oder „klingende" Darmgeräusche Nach Stunden bis Tagen Fehlen von Darmgeräuschen (Ermüdung der Darmmuskulatur) | Bei Auskultation Fehlen von Darmgeräuschen („Totenstille") |

## Aufgabe 19.9

- Temperaturmessung axillär und rektal
- Nahrungskarenz, Bettruhe
- Kleines Blutbild
- Urinsediment
- Ggf. Materialien richten für i. v. Zugang, Infusion
- Eisbeutel auf rechten Unterbauch (nach Arztrücksprache)
- Nach Rücksprache OP-Vorbereitung

**Perioperative Pflege (Bereiche):** Allgemeine Präoperative Pflegemaßnahmen; Vitalzeichenkontrolle; Ernährung; Mobilisation; Umgang mit Sonden/Drainagen; Beratung: Heben und Tragen/Belastung.

## Aufgabe 19.10

- Nahrungsabbau beginnt früher als vor den meisten anderen Operationen; 2–5 Tage vor Operation nur noch ballaststoffarme Kost, am Vortag nur noch Flüssigkeit; ggf. wird Patient bei reduziertem Allgemeinzustand über ZVK hochkalorisch parenteral ernährt
- Vor jeder Kolonresektion ist eine gründliche Darmreinigung notwendig, meist durch orthograde Darmspülung am Vortag der Operation; bei Kontraindikationen, etwa einer tumorbedingten hochgradigen Stenose, erfolgt Darmvorbereitung nach Anordnung des Chirurgen
- Zur Reduzierung des Risikos postoperativer Infektionen (Eröffnung des bakterienhaltigen Kolons) erhält Patient Antibiotika (perioperative Antibiose)

- Ist schon vor der Operation klar, dass ein Enterostoma gelegt werden muss, wird die Stomatherapeutin informiert, die noch vor der Operation Kontakt zu dem Patienten aufnimmt. Wird im Haus keine Stomatherapeutin beschäftigt, übernehmen die Pflegenden gemeinsam mit dem Arzt deren Aufgaben
- Die Rasur (hausinternen Standard beachten) umfasst den vorderen Rumpf von den Mamillen bis zu den Leisten einschließlich der Schambehaarung; bei Rektumresektion oder -amputation auch im Anal- und Gesäßbereich

# Kapitel 20

Aufgabe 20.1

**Prähepatischer Ikterus** (nicht-hepatischer Ikterus, Überproduktionsikterus): Beispielsweise durch erhöhten Abbau roter Blutkörperchen (hämolytischer Ikterus, Hämolyse). Die gesunde Leber kann das vermehrt anfallende Bilirubin nicht bewältigen (d. h. konjugieren), sodass das indirekte Bilirubin im Blut ansteigt.
**Intrahepatischer Ikterus** (Parenchymikterus): Durch krankhafte Veränderungen der Leberzellen, etwa bei Vergiftungen, Leberentzündungen oder Leberzirrhose.
**Posthepatischer Ikterus** (Verschlussikterus, obstruktiver Ikterus, cholestatischer Ikterus): Infolge Verlegung der Gallenwege, z. B. durch Gallensteine oder Tumoren. Das nach der Konjugation von den Leberzellen abgegebene direkte, nierengängige Bilirubin kann nicht abfließen, sondern staut sich zurück (Cholestase) und steigt im Blut an.

Aufgabe 20.2

- Einhalten relativer Bettruhe zur Verstärkung der Natriumausscheidung
- Ggf. Unterstützung bei der Ganzkörperwäsche
- Bei Juckreiz entsprechende Hautpflege, Beobachtung auf Leberhautzeichen
- Durchführung aller Prophylaxen (Pneumonie-, Dekubitus-, Thromboseprophylaxe)
- Evtl. Lagerung mit angezogenen Beinen oder Knierolle zur Bauchdeckenentspannung
- Beschränkung der Salzzufuhr auf ca. 3 g täglich
- Flüssigkeitsrestriktion auf 1.000–1.500 ml täglich bei Patienten mit niedrigem Blutnatriumspiegel (auf Arztanordnung)
- Flüssigkeitsbilanzierung. Patienten zur aktiven Mitarbeit in die Maßnahme miteinbeziehen, ggf. unterstützen
- Tägliches Wiegen des Patienten zur Verlaufskontrolle. Die tägliche Gewichtsabnahme soll bei alleinigem Aszites bei maximal 300–500 g liegen, bei zusätzlich peripheren Ödemen bei maximal 1 kg
- Tägliches Messen des Bauchumfangs an markierter Stelle
- Bei liegendem ZVK ZVD-Messung
- Assistenz bei einer Aszitespunktion

Aufgabe 20.3

- Kontrollieren der Vitalzeichen des Patienten (Schockzeichen möglich durch zu rasche Druckentlastung)
- Messen des Bauchumfangs abermals direkt nach der Punktion
- Evtl. Anlegen einer Bauchbinde oder Auflegen eines Sandsacks nach dem Abpunktieren großer Flüssigkeitsmengen, um einem raschen Nachlaufen des Ergusses vorzubeugen
- Messen der Punktatmenge, Dokumentieren des Aussehens des Punktats (klar? trüb?), Bestimmen des spezifischen Gewichts und Weiterleiten der Probe ins Labor
- Dokumentieren des Verlaufs der Punktion und aller ermittelten Werte im Dokumentationssystem
- Begleitung und Betreuung des Patienten (Beruhigung, Information …)

Aufgabe 20.4

Tab. L20.1

| Hepatitis | Hauptübertragungweg |
|---|---|
| A | Fäkal-oral |
| B | Parenteral, sexuell, perinatal |
| C | Parenteral, sexuell, perinatal |
| D | Parenteral, sexuell |
| E | Fäkal-oral |

Aufgabe 20.5

- Patienten über Hygienemaßnahmen informieren
- Bei möglichem Kontakt (z. B. auch durch Verspritzen) mit virushaltigem Material wie Blut, Sekret oder anderen Ausscheidungen Handschuhe und Schutzkittel tragen (ggf. auch Schutzbrille und Mund-Nasen-Schutz). Nach Umgang mit kontagiösem Material Hände desinfizieren
- Kanülen nicht in ihre Hülle zurückstecken (Verletzungsgefahr), sondern sofort in einen als „infektiös" gekennzeichneten Abfallbehälter werfen

- Laborröhrchen je nach Richtlinien des Hauses besonders kennzeichnen
- Mit virushaltigem Material in Berührung gekommene Gegenstände desinfizieren. Kontaminierte Bettwäsche sowie Verbandsmaterial kennzeichnen und gesondert entsorgen
- Hygieneartikel des Patienten beschriften und gesondert aufbewahren (z. B. im Nachttisch)
- Separate Toilette/Waschbecken zur Verfügung stellen. Falls dies nicht möglich ist, Patienten eigenen Nachtstuhl oder Steckbecken benutzen lassen und nach Entlassung gemäß Hygienevorschriften desinfizieren
- Dusche nach Gebrauch desinfizieren und versehentliche Benutzung durch andere Patienten vermeiden
- Weitere Hygienemaßnahmen je nach hausinternem Standard

Aufgabe 20.6

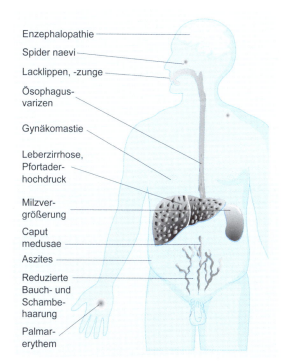

**Abb. L20.2** Typische Symptome bei Leberzirrhose. [L190]

Aufgabe 20.7

**Cholelithiasis** *(Gallensteinkrankheit, Gallensteinleiden):* Bildung von Konkrementen in der Gallenblase (**Cholezystolithiasis**) und/oder den Gallengängen (**Choledocholithiasis**).

Aufgabe 20.8

- **Lagerung:** Der Patient wird mit leicht erhöhtem Oberkörper in Rückenlage gelagert
- **Mobilisation:** Bereits am Abend des Operationstags wird der Patient mobilisiert (an der Bettkante sitzen und einige Schritte neben dem Bett gehen)
- **Wundversorgung:** Beim ersten Verbandswechsel am 2. postoperativen Tag wird die subkutan eingelegte Redon-Saugdrainage gezogen. Die subhepatisch eingelegte Zieldrainage (Robinson- oder Penrose-Drainage) wird in der Regel am 3.–4. postoperativen Tag entfernt. Die Fäden werden i. d. R. zwischen dem 8. und 10. postoperativen Tag gezogen
- **Gastrointestinale Sonde:** Eine intraoperativ gelegte gastrointesinale Sonde wird üblicherweise am 1.–2. postoperativen Tag entfernt
- **Darmtätigkeit:** Gegebenenfalls wird am 2.–3. postoperativen Tag ein Klysma zur Anregung der Darmtätigkeit gegeben
- **Kostaufbau:** Der Patient darf am 1. postoperativen Tag schluckweise und ab dem 2. postoperativen Tag in größeren Mengen Tee trinken. Bei vorhandener Darmtätigkeit wird die Kost ab dem 3. postoperativen Tag nach hausüblichem Schema aufgebaut

Abweichungen je nach hausinternem Standard sind möglich!

Aufgabe 20.9

- Allgemeinmaßnahmen: siehe unten
- Parenterale Ernährung mit Elektrolyt- und Volumenersatz
- Schmerzbekämpfung
- Bei wiederholtem Erbrechen, Subileus oder Ileus: Ableiten des Magensafts über eine gastrointestinale Sonde
- Ggf. Antibiotika bei Nekrosen (umstritten)
- Ggf. Schocktherapie, maschinelle Beatmung, Hämodialyse

**Pflege:**
- Engmaschige Kontrolle von Vitalzeichen, ZVD, Flüssigkeitsbilanzierung
- Unterstützung bei allen Einschränkungen und Durchführung aller notwendigen Prophylaxen
- Ggf. Knierolle zur Entlastung der Bauchdecke und Kühlelement auf den Oberbauch (Arztanordnung)
- Zunächst Nahrungskarenz, parenterale Ernährung, entsprechend sorgfältige Soor- und Parotitisprophylaxe
- Bei schweren Verläufen ca. ab dem 5. Tag: künstliche enterale Ernährung
- Nach Abklingen der Akutphase: langsame Mobilisation und vorsichtiger Kostaufbau

## Kapitel 21

Aufgabe 21.1

**Tab. L21.1**

| Kompli-kation | Symptome | Überwachung von |
|---|---|---|
| Nachblu-tung nach innen | • Stridor<br>• Atemnot<br>• Halsumfang ↑ | • Atmung (Geräu-sche)<br>• Halsumfang<br>• Puls, RR |
| Nachblu-tung nach außen | • Rasche Volumenzunah-me in den Redon-Fla-schen<br>• Durchbluteter Verband<br>• Zeichen eines Volumen-mangelschocks | • Redon-Saugdrai-nagen (Sekret-menge, -ausse-hen)<br>• Verband<br>• Puls, RR |
| Rekur-rens-parese | • Heiserkeit nimmt post-operativ zu bzw. klingt nicht ab<br>• Sprechschwierigkeiten, Stimmlosigkeit<br>• Atemnot | • Heiserkeit<br>• Stimmfähigkeit: Sprechproben von stimmhaften Wörtern wie z. B. „Coca-Cola"<br>• Atmung |
| Hypopa-rathyreoi-dismus | • Sensibilitätsstörungen wie Parästhesien perioral und an den Fingern (Krib-beln, Ameisenlaufen)<br>• Tetanische Krämpfe mit Pfötchenstellung<br>• Serumkalzium ↓ | • Sensible Störun-gen (Patienten gezielt fragen)<br>• Finger- und Handstellung<br>• Serumkalzium-spiegel |

Aufgabe 21.2

**Tab. L21.2**

| | Definition | Symptome |
|---|---|---|
| Hyper-thyreose | (Schilddrüsen-überfunktion): Überprodukti-on von Schild-drüsenhormo-nen | • Psychische Veränderungen, v. a. Nervosität, Unruhe, leichte Erregbarkeit, Schlaf-störungen<br>• Erhöhte Herzfrequenz, evtl. Herzrhythmusstörungen<br>• Warme und gerötete Haut so-wie dünnes, weiches Haar<br>• Wärmeempfindlichkeit mit leichtem Schwitzen<br>• Erhöhte Stuhlfrequenz bis hin zu Durchfällen<br>• Muskelschwäche und fein-schlägiger Fingertremor („Zit-tern" der Finger)<br>• Gewichtsverlust trotz eher reichlicher Nahrungsaufnah-me infolge des gesteigerten Energiebedarfs |

**Tab. L21.2** *(Forts.)*

| | Definition | Symptome |
|---|---|---|
| Hypothy-reose | (Schilddrüsen-unterfunktion): Mangel an Schilddrüsen-hormonen (kann auch angeboren sein) | • Leistungsabfall, Müdigkeit, Verlangsamung und Desinter-esse<br>• Kühle, blasse, raue, trockene und teigig geschwollene Haut (generalisiertes Myxödem)<br>• Struppige und trockene Haare<br>• Raue, heisere Stimme<br>• Kälteempfindlichkeit<br>• Gewichtszunahme<br>• Obstipation<br>• Reduzierte körperliche und geistige Entwicklung bei Kin-dern<br>• Bradykardie |

Aufgabe 21.3

**Allgemeine Pflege:**
- Engmaschige Kontrollen der Kreislaufparameter, der Temperatur, der Motorik (Tremor? Hyperaktivität?), der Ausscheidungen (Durchfall?) und des psychi-schen Zustands
- Unterbringung in einem ruhigen Zimmer. Hektik durch Personal, Mitpatienten oder Besucher, aber auch aufregende Fernsehsendungen vermeiden. Bett-ruhe bei schweren Verläufen
- Verzicht auf stimulierende Getränke wie Kaffee oder Tee
- Regulation der Raumtemperatur gemäß den Wün-schen des Patienten (meist unter 20 °C)
- Einträufeln künstlicher Tränen oder entzündungs-hemmender Augentropfen nach Arztanordnung bei einer Hornhautgefährdung durch die endokrine Or-bitopathie

**Prävention und Gesundheitsberatung:**
- Umgang mit Schilddrüsenhormontabletten: Einnah-me am besten morgens 30 Min. vor dem Frühstück mit Wasser
- Umgang mit Thyreostatika: bei Mandelentzündung oder Fieber Arzt aufsuchen (Ausschluss Agranulozy-tose)
- Rezidivprophylaxe nach Resektion, in aller Regel mit Schilddrüsenhormonen
- Regelmäßige ärztliche Kontrolluntersuchungen
- Keine eigenmächtige Einnahme von Arzneimitteln. Aspirin® etwa kann durch Verdrängung der Schild-drüsenhormone aus ihrer Bindung an die Bluteiwei-ße die Hyperthyreose verstärken

Aufgabe 21.4

**Symptome des Cushing-Syndroms:**
Stammfettsucht; Rundgesicht und Fettansammlung im Nacken durch Gewichtszunahme und Fettumverteilung; Gesichtsrötung; Hauteinblutungen; breite rote Striae (Striae rubrae) und langsame Wundheilung durch Eiweißabbau und Bindegewebsatrophie; Muskelschwäche durch Eiweißabbau; Rundrückenbildung und Knochenschmerzen durch erhöhten Knochenumbau und Osteoporose; erhöhte Infektanfälligkeit durch immunsuppressive Wirkung; psychische Veränderungen, meist Depressionen; fettige Haut, Akne und männlicher Schambehaarungstyp bei Frauen infolge Androgenwirkung; Zyklusstörungen bei Frauen; Potenzminderung bei Männern.

**Pflegemaßnahmen bei Glukokortikoid-Dauertherapie:**
Auf das Auftreten von Teerstuhl achten bzw. Patient zur Selbstbeobachtung anleiten; ggf. Test auf okkultes Blut durchführen (häufig blutende Magen- und Zwölffingerdarmgeschwüre); Temperatur regelmäßig kontrollieren und auf Entzündungszeichen achten („maskierte Infektionen"); Patienten auf das Auftreten psychischer Veränderungen beobachten; eiweiß-, kalzium- und kaliumreiche, aber salz- und kalorienarme Kost geben; regelmäßige Blutzuckerkontrollen; tägliche Gewichtskontrollen (Gefahr der Flüssigkeitsretention); Notfallausweis mit Indikation, Dauer und Dosierung der Glukokortikoidtherapie aushändigen.

Aufgabe 21.5

Tab. L21.3

|  | Diabetes mellitus Typ 1 | Diabetes mellitus Typ 2 |
|---|---|---|
| **Manifestationsalter** | Meist vor dem 35. Lebensjahr | Meist im höheren Lebensalter |
| **Ursache und Auslöser** | Absoluter Insulinmangel infolge autoimmunbedingter Zerstörung der B-Zellen des Pankreas | Verminderte Insulinwirkung an Leber-, Muskel- und Fettzellen. Zunächst kompensatorisch erhöhte Insulinproduktion, die sich später erschöpft. Förderung der Manifestation v. a. durch Übergewicht und Bewegungsmangel |
| **Erbliche Komponente** | Vorhanden | Stärker ausgeprägt als bei Typ 1 |

Tab. L21.3 (Forts.)

|  | Diabetes mellitus Typ 1 | Diabetes mellitus Typ 2 |
|---|---|---|
| **Klinik** | Rascher Beginn mit starkem Durst, Polyurie, Übelkeit, Schwäche und Gewichtsverlust; gerade bei Kindern oft Koma als Erstmanifestation | Langsamer Beginn mit Harnwegsinfekten, Hautjucken, Mykosen, Furunkeln, Schwäche. Häufig gleichzeitig Fettstoffwechselstörungen, Bluthochdruck und Übergewicht. Zum Zeitpunkt der Diagnose oft bereits diabetische Folgeerkrankungen |
| **Laborbefunde** | C-Peptid niedrig. Oft Autoantikörper gegen Inselzellen | C-Peptid meist hoch. Serumlipide erhöht |
| **Stoffwechsellage** | Eher labil | Eher stabil |
| **Therapie** | Insulin, diabetesgerechte Ernährung | Gewichtsreduktion, Diät, Bewegung. Bei Erfolglosigkeit orale Antidiabetika, bei Versagen Insulin |

Aufgabe 21.6

- Legen eines transurethralen Blasendauerkatheters
- Bei starkem Erbrechen auch Legen einer Magensonde
- Durchführung aller notwendigen Prophylaxen
- Überwachung der Infusionstherapie, Pflege der venösen Zugänge
- Stündliche Kontrollen von BZ, Kalium, Natrium, ZVD
- Mindestens vierstündliche Kontrollen der BGA
- Regelmäßige Kontrolle von Blutdruck, Puls, Atmung (Aspirationsgefahr), Temperatur, Haut und Bewusstsein
- Flüssigkeitsbilanzierung mit stündlicher Bilanz

Aufgabe 21.7

Tab. L21.4

|  | Hyperglykämisches Koma | Hypoglykämischer Schock |
|---|---|---|
| **Beginn** | Langsam über Tage | Rasch (Minuten) |
| **Bedürfnis** | Starker Durst | Heißhunger |
| **Muskulatur** | Hypoton | Hyperton, Tremor |
| **Haut** | Trocken, exsikkiert | Feucht, kalter Schweiß |
| **Atmung** | Vertieft bei Ketoazidose | Normal |
| **Augäpfel** | Weich, eingefallen | Normal |
| **Symptome** | Fieber, Bauchschmerzen, evtl. zerebrale Krampfanfälle | Zerebrale Krampfanfälle, neurologische Ausfälle |

## Aufgabe 21.8

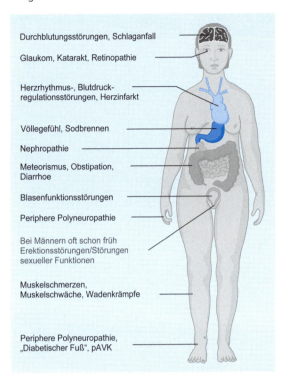

**Abb. L21.1** Diabetische Folgeerkrankungen. [L138]

## Aufgabe 21.9

- Die Füße täglich mit körperwarmem Wasser und einer rückfettenden Seife waschen. Die Dauer eines Fußbades sollte drei Minuten nicht überschreiten. Danach die Füße und besonders die Zehenzwischenräume gut abtrocknen. Bei trockener, rissiger Haut die Füße (aber *nicht* die Zehenzwischenräume) mit einer Pflegecreme oder einem Pflegeschaum eincremen
- Strümpfe: sollten aus einem Material sein, das ein trockenes Milieu begünstigt
- Täglich die Füße, vor allem Zehen und Ferse, genau auf Druckstellen, Hornhaut, Blasen, Rötungen und Verletzungen inspizieren (Spiegel oder ggf. Angehöriger)
- Die Zehennägel gerade schneiden (besser noch: feilen) und mit einer kleinen Abrundung an den Ecken feilen. Keine scharfen Werkzeuge verwenden (Verletzungsgefahr!). Bei Hühneraugen, Hornhaut und eingewachsenen Nägeln muss ein medizinischer Fußpfleger die Fußpflege übernehmen
- Auch kleinste Verletzungen an den Füßen desinfizieren und (ärztlich) beobachten (lassen)
- Keine Wärmflaschen und kein Heizkissen benutzen (Verbrennungsgefahr)
- Schuhe regelmäßig auf Falten in der Einlegesohle, eingetretene Nägel oder erhabene Nähte kontrollieren

# Kapitel 22

## Aufgabe 22.1

- Bei Männern Trocken- statt Nassrasur
- Angepasste Ernährung: Bei leichter Gefährdung lediglich Verzicht auf sehr harte oder scharfkantige Nahrungsmittel (z. B. Nüsse, Fisch mit Gräten), bei hoher Gefährdung weiche Kost
- Atraumatische Zahnpflege: Bei leichter Gefährdung weiche Zahnbürste mit abgerundeten Borsten, Putzen nur der Zähne und nicht des Zahnfleisches, keine Zahnseide. Bei hoher Gefährdung Mundpflege lediglich mithilfe von Schwammzahnbürsten (etwa Dentaswab®-Tupfer), Mundduschen oder (häufigen) Mundspülungen mit geeigneten nichtalkoholischen Flüssigkeiten
- Mundspülungen, z. B. Glandomed®
- Nagelpflege: bei hoher Gefährdung möglichst durch professionelle Pedi- oder Maniküre
- Beobachtung der Ausscheidungen auf Blutbeimengungen
- Keine rektalen Temperaturmessungen, keine Klysmen, Suppositorien oder Einläufe
- Keine i. m.-Injektionen (auch s. c.-Injektionen vermeiden)
- Keine Arzneimittel, die die Blutungsneigung weiter erhöhen, z. B. kein ASS bei Schmerzen
- Entfernung von Stolperfallen und besonders verletzungsträchtigen Gegenständen aus der Umgebung des Patienten. Bei hoher Gefährdung Bettruhe

## Aufgabe 22.2

1. Reduktion der Keime in der Umgebung des Patienten
2. Verminderung der körpereigenen Keime des Patienten
3. Früherkennung und Frühbehandlung von Infektionen

## Aufgabe 22.3

- Alle Personen, die das Zimmer betreten, tragen Schutzkittel, Mundschutz und Überschuhe, bei langem Haar auch einen Haarschutz
- Regelmäßige Zimmer- und Händedesinfektion
- Keine Blumen und Topfpflanzen
- Die Wäsche des Patienten wird bei Kochtemperatur gewaschen
- Als Hausschuhe sind Plastik- oder Gummisandalen geeignet
- Keimarme Nahrung
- Angebrochene Getränkepackungen: nach 24 Std. verwerfen

- Besucherzahl beschränken (Information über Hygienemaßnahmen an die Besucher)
- Ständiges Hinein- und Hinausgehen aus dem Zimmer vermeiden (Arbeitsablauforganisation)
- Weitere Maßnahmen nach hausinternem Standard

Aufgabe 22.4

- Gute Information: Sinn und Zweck einer Maßnahme erklären und die Maßnahmen möglichst positiv formulieren („zu Ihrer Sicherheit")
- Individuelle Besuchszeiten festlegen
- Die Pflegenden ermutigen den Patienten, den Kontakt zur Außenwelt durch Briefe, Telefonate, Zeitungen und Fernsehen aufrechtzuerhalten
- Angehörige bitten, Briefe und Telefonate von weiteren Angehörigen oder Freunden zeitlich zu verteilen
- Angehörigen mit Einverständnis des Patienten ebenso aufklären
- Nach Möglichkeit persönliche Sachen im Patientenzimmer platzieren
- Individuelle Beschäftigungsmöglichkeiten suchen

Aufgabe 22.5

Tab. L22.1

| Eigenschaft | Benigne Tumore | Maligne Tumore |
|---|---|---|
| Größenzunahme | • Meist langsam | • Meist rasch |
| Abgrenzung zum Nachbargewebe | • Meist scharf abgrenzbar („abgekapselt") | • Unscharf oder nicht abgrenzbar, ohne „Rücksicht" auf Organgrenzen |
| Verschieblichkeit zur Umgebung | • Gut verschieblich | • Oft unverschieblich, mit Nachbargeweben verbacken |
| Histologie | • Gewebe und einzelne Zellen reif und differenziert<br>• Wenige und typische Mitosen (niedrige Zellteilungsrate)<br>• Expansives Wachstum, kein Einbruch in Gefäße | • Gewebe und einzelne Zellen unreif und undifferenziert, Anaplasie („Entartung")<br>• Zahlreiche und pathologische Mitosen<br>• Infiltrierendes und invasives Wachstum mit Zerstörung der Nachbargewebe und Einbruch in Gefäße |
| Metastasierung | • Nein | • Ja |
| Auswirkungen auf den Gesamtorganismus | • Außer lokalen Wirkungen nur gering | • Zumindest in fortgeschrittenen Stadien stark |

Tab. L22.1 (Forts.)

| Eigenschaft | Benigne Tumore | Maligne Tumore |
|---|---|---|
| Behandlung und Prognose | • Meist operative Entfernung. Bei vollständiger Entfernung sehr gute Prognose. Insgesamt nur selten bedrohlich | • Oft multimodale Therapie. Prognose nur bei kleinen Tumoren gut. Ohne Behandlung fast immer tödlich |

Aufgabe 22.6

- Infusion sofort stoppen, Injektionsnadel belassen
- Betroffene Extremität ruhigstellen und hochlagern
- Unverzüglich Arzt benachrichtigen, weitere Maßnahmen auf Anordnung
- Vorgang dokumentieren, ggf. auch fotografisch, im weiteren Verlauf betroffenes Gebiet sechs Wochen sorgfältig beobachten

Welche Maßnahmen im Einzelfall getroffen werden, hängt von der jeweiligen Substanz ab. In der Praxis haben sich vorbereitete Paravasat-Sets für bestimmte Zytostatika bewährt.

Aufgabe 22.7

Tab. L22.2

| Organ | Nebenwirkungen |
|---|---|
| Haut | Rötung, Dermatitis, evtl. Epithelablösung, Haarausfall, bestrahlte Haut kann dauerhaft empfindlicher bleiben („Pergamenthaut") |
| Mundschleimhaut | Geschmacksverlust (Geschmack kommt nach 3–6 Monaten wieder), Mundtrockenheit (bleibt häufig), Schluckbeschwerden, Verschleimung, Parodontose (Zahnfleisch bildet sich zurück), Stomatitis, Ulzerationen, Soor |
| Lunge | Husten, Kurzatmigkeit, Strahlenpneumonitis (Entzündung des Lungeninterstitiums) mit subfebrilen Temperaturen, Lungenfibrose |
| Dünndarm | Übelkeit, Erbrechen, Durchfall, Meteorismus, Tenesmen, Blut und Schleim im Stuhl |
| Rektum | Häufige, schmerzhafte Stuhlgänge, z. T. blutig („Strahlenproktitis"), Obstipation |
| Blase | Pollakisurie, blutiger Urin |
| Blut | Leukozytopenie, Thrombozytopenie, Blutungsneigung, erhöhte Infektanfälligkeit, Fieber, Leistungsschwäche |
| Schädel/ZNS | Hirnödem, Kopfschmerz, Übelkeit und Erbrechen, Gleichgewichtsstörungen, zerebrale Krampfanfälle. Evtl. auch schwer fassbare und lang anhaltende Störungen wie etwa Konzentrationsstörungen |

Aufgabe 22.8

- Bei Kreislaufsymptomen regelmäßig RR und Puls kontrollieren
- Anstrengungen der Belastbarkeit anpassen und gleichmäßig über den Tag verteilen (ausreichend Ruhepausen einplanen)
- Patienten bei der Mobilisation langsam aus dem Liegen über das Sitzen aufstehen lassen, bei Kreislaufinstabilität begleiten (Sturzgefahr durch einen orthostatischen Blutdruckabfall)
- Durch intensive Hautpflege trockene, rissige Haut, Mundwinkelrhagaden und brüchige Nägel lindern
- Dekubitusprophylaxe durchführen, da durch die verminderte Sauerstoffversorgung der Haut die Dekubitusgefahr erhöht ist
- Retikulozytenkontrolle im Blut ungefähr eine Woche nach Behandlungsbeginn einplanen, da ein Retikulozytenanstieg das Ansprechen auf die Eisengabe zeigt
- Weitere Maßnahmen je nach individuellem Bild/Zustand des Patienten

Aufgabe 22.9

- Physikalische Entstauungstherapie
- Lagerung: Intermittierende Hochlagerung der betroffenen Extremität, Meiden bestimmter Körperhaltungen, z. B. übereinander geschlagene Beine oder langes Sitzen bei einem Beinödem
- Bewegungstherapie: Auch im Alltag auf die Bewegungen achten. Gleichmäßige, sanfte Bewegungen wirken sich positiv aus, während ruckartige Bewegungen (z. B. beim Kegeln), Überkopfarbeiten (z. B. Wäsche aufhängen), Überanstrengung und monotone Belastungen der betroffenen Region ungünstig sind
- Kleidung: Keine einengenden oder abschnürenden Kleidungsstücke
- Keine starke Hitze oder Kälte. Diese führen über eine Durchblutungssteigerung (bei Kälte reaktive Hyperämie) zu einer Ödemverstärkung. Keine heißen Bäder oder Wickel, keine Sonnenbäder und Saunagänge, aber auch keine Kälteanwendungen, z. B. Eispackungen
- Schutz der betroffenen Extremität vor Verletzungen. Im Falle einer Verletzung sorgfältige Behandlung und engmaschige Kontrolle der Extremität, z. B. auf Infektionszeichen
- Keine Injektionen und Blutdruckmessungen an der betroffenen Extremität!

# Kapitel 23

Aufgabe 23.1

- Alle Maßnahmen, so planen, dass sie zeitlich mit der größtmöglichen Bewegungsfähigkeit des Patienten zusammenfallen (evtl. vorher Schmerztherapie durchführen)
- Gelenke vor geplanten Belastungen rechtzeitig kühlen, um Schmerzen zu lindern (z. B. lokale Kälte- oder Wärmetherapie, Medikamentengabe)
- Bewegung = Therapie für den Patienten. Den Patienten nicht aus Zeitmangel *unter*fordern
- Rheumamedikamente schon frühmorgens (5–6 Uhr) einnehmen lassen, jedoch zur besseren Magenverträglichkeit nicht nüchtern, sondern z. B. mit einem Stück Brot
- Geeignete Hilfsmittel auswählen
- Kontrakturen durch richtige Positionsunterstützung sowie aktives und passives Durchbewegen der Gelenke vorbeugen
- Schutz der betroffenen Gelenke beachten: keine ruckartigen Stoßbewegungen, keine abrupten Bewegungen oder Sprungbelastungen, keine Belastung bei nicht achsengerechter Stellung der Gelenke, kein Dreh- oder Pinzettengriff

Aufgabe 23.2

- Trockene Böden und rutschfeste Unterlagen im Bad
- Aufgeräumte Zimmer, um Stolperfallen zu vermeiden
- Genügend Platz für den Rollstuhl oder andere Hilfsmittel
- Angezogene Roll- oder Sitzstuhlbremsen
- Für den Patienten erreichbare Haltevorrichtungen für Stöcke und Gehstützen
- Sitzerhöhungen, um das Aufstehen zu erleichtern
- Haltegriffe entlang der Wände in Patientenzimmer, Flur, Toilette und Bad
- Rutschfestes Schuhwerk des Patienten
- Verlängerungen für Klingeln und Lichtschalter, die der Patient nicht sicher erreichen kann
- Ggf. Tragen von Hüftprotektoren

Aufgabe 23.3

**Haut-/Körperpflege:**
- Sorgfältige Mundhygiene (regelmäßiges Zähneputzen, Gebrauch von Zahnseide, Mundwasser). Bei verminderter Tränensekretion: befeuchtende Augentropfen und abgedunkelte Brillengläser

- Griffverlängerungen oder -verdickungen an Zahnbürste, Kamm und Rasierapparat. Evtl. kann eine elektrische Zahnbürste die Selbstständigkeit des Patienten bewahren
- Waschlappen sollten nicht wie üblich mit Drehbewegungen ausgewrungen werden
- Bei Langzeit-Kortisontherapie: Besonders sorgfältige Hautpflege und Vermeiden von Verletzungen: Pflaster und Scherkräfte vermeiden, Dekubitusprophylaxe

**Kleidung:**
- Klettverschlüsse
- Rutschfeste Sohlen
- Nachthemden, Blusen und Hemden: Mit ausreichend langen Vorderverschlüsse (aber keine kleinen Knöpfe), BHs sollten sich vor der Brust schließen lassen

## Aufgabe 23.4

Nicht wenige Patienten berichten über positive Einflüsse einer bestimmten Diät auf ihren Krankheitsverlauf. Sinnvolle Ernährungsstrategien sind:
- Auf Vollwertkost umstellen
- Kalziumreich und phosphorarm ernähren (Osteoporoseprophylaxe)
- Übergewicht vermeiden, um die Gelenke zu entlasten
- Auf individuell beschwerdeverstärkende Nahrungsmittel verzichten
- Vegetarische Kost über längere Zeit ausprobieren, da Fleisch Fettsäuren enthält, die im Körper zu entzündungsvermittelnden Prostaglandinen umgebaut werden
- Günstig ist wahrscheinlich auch ein Zusatz von Vitamin E (fängt Sauerstoffradikale ab, die die Gelenke angreifen) und Fischöl (enthält Omega-3-Fettsäuren)

## Aufgabe 23.5

**Tab. L23.2**

|  | Degenerativer Gelenkschmerz | Entzündlich-rheumatischer Gelenkschmerz |
|---|---|---|
| Vorstadium | Jahre | Wochen bis Monate |
| Lokalisation | Meist große Gelenke wie Knie und Hüfte | Oft kleine Gelenke, v. a. der Hände |
| Schmerz | Anlauf- und Belastungsschmerz: Schmerz zu Anfang einer Bewegung, der nach kurzer Zeit abnimmt oder verschwindet. Erst nach längerer Belastung, also v. a. abends, erneut Schmerzen | Nacht- und Ruheschmerz: Schmerzen oft in der Nacht gegen Morgen, Morgensteifigkeit, lang anhaltender Schmerz (über eine Stunde) |
| Gelenkschwellung | Selten, und wenn, dann meist erst nach Belastung | Praktisch immer (und vorherige Belastung) |
| Fieber | Nie | Manchmal |
| Verlauf | Langsam fortschreitend | Oft in Schüben |

Tab. L23.2 (Forts.)

## Aufgabe 23.6

**Tab. L23.3**

|  | Indikationen | Kontraindikationen |
|---|---|---|
| Wärme | • Arthrosen<br>• Chronische Arthritis zwischen den Schüben<br>• Weichteilrheuma<br>• Degenerative Wirbelsäulenveränderungen | • Akute Arthritis, aktivierte Arthrose<br>• Vaskulitis<br>• Akuter Bandscheibenvorfall<br>• Durchblutungsstörungen<br>• Schwere Herz-Kreislauf-Erkrankungen |
| Kälte | • Akute Arthritis, aktivierte Arthrose<br>• Gichtanfall<br>• Schleimbeutelentzündung<br>• Postoperativ | • Vaskulitis<br>• Raynaud-Syndrom<br>• Durchblutungsstörungen |

## Aufgabe 23.7

A3, B1, C2

## Aufgabe 23.8

**Systemischer Lupus erythematodes:** Generalisierte, oft schwere Autoimmunerkrankung, die praktisch alle Organe schädigen kann. 90 % der Patienten sind Frauen, Altersgipfel im 3. Lebensjahrzehnt.

**Pflege:** In Abhängigkeit vom jeweiligen Organbefall sehr unterschiedliche Maßnahmen. Immer gilt: Mögliche Auslöser eines Krankheitsschubes vermeiden (Sonnenlicht), bei Bedarf Sozialdienst einschalten (Kontakte zu Selbsthilfegruppen).

**Patientenbeobachtung und Dokumentation:** Körpertemperatur (Fieber?), Haut, Schmerzen, Urinausscheidung und Ödementwicklung (Niereninsuffizienz?), evtl. Sammelurin, Gewichtskontrollen (rasche Gewichtszunahme durch Wassereinlagerung?), Blutdruck, Puls (Herzinsuffizienz?), Atmung, (Neben-)Wirkungen der Arzneimittel.

## Kapitel 24

### Aufgabe 24.1

**Durchblutung:** Pulse tasten, Hauttemperatur fühlen (warm oder kalt)
**Motorik:** Extremität bewegen lassen, z. B. Hand – Finger, Fuß – Zeh
**Sensibilität:** z. B. Finger oder Zeh berühren und fragen: „Welchen Finger fasse ich an?", „Spüren Sie meine Berührung?"

### Aufgabe 24.2

- **Dekubitusprophylaxe:** Begründung ergibt sich aus der Grunderkrankung, die immer den Stütz-/Bewegungsapparat betrifft. Muss-Maßnahme: Patienten regelmäßig umlagern, z. B. erstmalig unmittelbar postoperativ, um Druckstellen durch die OP-Lagerung zu erkennen, bei unauffälligen Hautverhältnissen dann am Abend des OP-Tages und danach je nach Dekubitusrisiko des Patienten
- **Thromboseprophylaxe:** Thromboseprophylaxe regelmäßig durchführen, da bei allen Eingriffen an Hüfte oder Becken erhöhte Thrombose- und Emboliegefahr besteht
- **Kontrakturenprophylaxe:** Ein länger dauerndes Ungleichgewicht zwischen gegensätzlich wirkenden Muskelgruppen (etwa ein Überwiegen der Fußstrecker gegenüber den Fußbeugern) begünstigt die Ausbildung einer Kontraktur (hier eines Spitzfußes) und erfordert entsprechende prophylaktische Maßnahmen

### Aufgabe 24.3

- Patient auf zweckmäßige Kleidung hinweisen
- Hautverhältnisse der später vom Gips bedeckten Körperregion überprüfen. Bei Hautausschlägen, Wunden oder Infektionen: Arztinfo, da der Gips in diesen Fällen evtl. nicht angelegt werden kann
- Geeignete Lagerung; Fingerringe und störenden Schmuck entfernen (beeinträchtigen die Beurteilung der Durchblutung; Ringe können bei einer Weichteilschwellung einschnüren)
- Haut reinigen und sorgfältig abtrocknen
- Evtl. vorhandene Pflaster entfernen, da Pflasterallergien unter dem Gipsverband nicht erkannt werden. Wundverbände werden mit dem Polstermaterial angewickelt. Die Haut wird – außer bei einer Operation – nicht rasiert, da die nachwachsenden Haare zu einem quälenden Juckreiz unter dem Gips führen würden

### Aufgabe 24.4

- Zunehmende (evtl. pochende) Schmerzen
- Neurologische Symptome, beispielsweise Kribbeln („Ameisenlaufen"), Taubheitsgefühl („Pelzigkeit") oder Beweglichkeitsabnahme von Fingern oder Zehen
- Blässe, Blaufärbung der Haut
- Zunehmende Schwellung von Fingern, Hand, Zehen, Fuß
- Schwächer werdender oder nicht mehr tastbarer Puls

### Aufgabe 24.5

**Rucksackverband:** Ruhigstellung der Schulter; v. a. nach Klavikulafrakturen
**Desault-Verband:** Bindenverband; dient der kurzzeitigen Ruhigstellung von Schulter und Ellenbogen
**Gilchrist-Verband:** z. B. bei Verletzungen des Schultereckgelenks oder bei Frakturen des Oberarmkopfes älterer Menschen
Ein **Zinkleimverband** dient z. B. der Kompressionsbehandlung bei Schwellungszuständen am Unterschenkel oder bei Stumpfödem nach Amputation
Ein **funktioneller Tape-Verband** soll die verletzte Extremität nicht vollständig immobilisieren, sondern stützen, entlasten und vor Extrembewegungen schützen

### Aufgabe 24.6

**Osteoporose:** Generalisierte Knochenerkrankung mit Verminderung der Knochenmasse, veränderter Mikroarchitektur des Knochens und erhöhtem Frakturrisiko. Erkrankung vornehmlich des älteren Menschen, insbesondere älterer Frauen.

### Aufgabe 24.7

- Körperliche Bewegung (möglichst mindestens 30 Min. täglich), am besten im Freien
- Ausreichend Kalzium (z. B. Milch, Käse – v. a. Hartkäse – grüne Blattgemüse, kalziumreiche Mineralwässer) und Vitamin D
- Vermeiden einer unzureichenden Ernährung, ggf. Gabe entsprechender (Kombinations-)präparate
- Verzicht auf übermäßigen Alkoholgenuss und Rauchen
- Untergewicht vermeiden oder beheben (BMI > 20)
- Bei Frauen nach den Wechseljahren ggf. Hormonersatztherapie (nur noch für Frauen mit einem besonders hohen Osteoporoserisiko nach Abwägen des individuellen Nutzen-Risiko-Verhältnisses)

- Bei medikamentöser Behandlung: Beratung über Wirkung, Nebenwirkungen und Einnahme der Arzneimittel: Biphosphonateinnahme am besten zwischen den Mahlzeiten, nicht mit Milch und wegen einer möglichen Komplexbildung getrennt von Kalzium
- Alle Maßnahmen der Sturzprophylaxe

## Aufgabe 24.8

- Wunde nach den Regeln des Verbandswechsels bei septischen Wunden versorgen; für ausreichende Unterlage sorgen
- Einlaufgeschwindigkeit der Spüllösung regelmäßig kontrollieren
- Spülmenge bilanzieren (Bilanzbogen)
- Menge, Farbe und Beimengungen der ablaufenden Lösung beobachten und dokumentieren
- Nach Arztanordnung Abstriche aus der Spülflüssigkeit entnehmen
- Bei Verstopfung der abführenden Drainagen sofort Arzt informieren
- Auf Schwellung des Wundgebiets achten, Umfang der Extremität regelmäßig messen

## Aufgabe 24.9

- Ortolani-Zeichen, d. h. ein spür- und hörbares Schnappen, wenn die erkrankte Hüfte in Beugung, Außenrotation und Abduktion passiv bewegt wird
- Abspreizbehinderung der erkrankten Hüfte
- Faltenasymmetrie an Oberschenkel und Gesäß
- Beinverkürzung

## Aufgabe 24.10

- Hüftbeugung über 90°
- Beine überkreuzen
- Kombinierte Bewegungen wie Hüftbeugung mit Rotation

# Kapitel 25

## Aufgabe 25.1

**Luxation** (Verrenkung): Pathologische Verschiebung zweier durch ein Gelenk verbundener Knochen mit vollständigem Kontaktverlust der gelenkbildenden Knochenenden, meist mit Verletzung des Kapsel-Band-Apparates einhergehend.
**Sichere Luxationszeichen:** Fehlstellung, federnde Fixation im Gelenk, abnorme Lage des Gelenkkopfes und eine leere Gelenkpfanne.
**Unsichere Luxationszeichen:** Schmerz, Funktionseinschränkung, Schwellung und Bluterguss.

## Aufgabe 25.2

Erster Schritt der Frakturbehandlung ist die **Reposition** (Einrichten der Fraktur), d. h. das Zurückführen der Fragmente in die anatomisch korrekte Position.
Der zweite Schritt ist die **Retention** (Fixation), d. h. die Ruhigstellung der Fraktur bis zur Verheilung (operativ oder konservativ).
Drittes „R" der Frakturbehandlung ist die **Rehabilitation**. Sie beginnt bereits im Krankenhaus, etwa wenn der Physiotherapeut mit dem Patienten die nicht fixierten Gelenke sowohl der verletzten als auch der nicht verletzten Extremitäten durchbewegt oder die Pflegenden den Patienten zur eigenständigen Mobilisation und zur selbstständigen Durchführung von Tätigkeiten anleiten oder anhalten.

Aufgabe 25.3

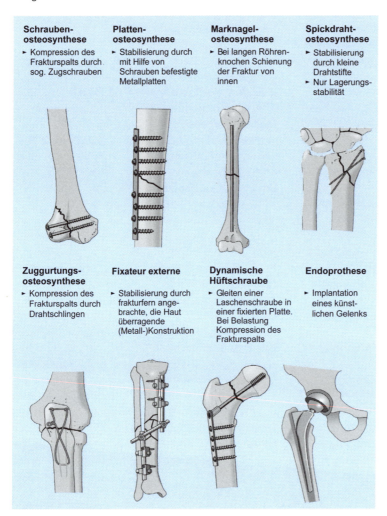

**Abb. L25.1** Verschiedene Osteosyntheseverfahren. [L190]

Aufgabe 25.4

**Tab. L25.1**

| | Vorteile | Nachteile |
|---|---|---|
| Gipsbehandlung | • Keine Operation<br>• Keine Infektionsgefahr (Fraktur bleibt geschlossen)<br>• Meist frühe Mobilisation des Patienten<br>• Meist Möglichkeit einer ambulanten Therapie | • Längere Immobilisation der betroffenen Extremität, daher Muskelschwund, Gefahr der Thromboseentstehung und Gelenkversteifung<br>• Keine oder nur eingeschränkte Weichteilinspektion möglich bei gleichzeitiger Gefahr einer Druckschädigung von Nerven und Weichteilen<br>• Keine völlige Ruhigstellung der Fraktur |
| Extension | • Möglichkeit der Weichteilinspektion<br>• Keine Infektionsgefahr an der Frakturstelle (Fraktur bleibt geschlossen)<br>• Keine Dislokation der Fragmente durch Muskelzug | • Längere Immobilisierung des Patienten mit Thrombose-, Pneumonie- und Dekubitusgefahr<br>• Bei zu starkem Zug Gefahr des Auseinanderweichens der Fragmente mit verzögerter Frakturheilung<br>• Keine völlige Ruhigstellung der Fraktur<br>• Infektionsgefahr an den Nageldurchtrittsstellen |
| Osteosynthese | • Möglichkeit der Weichteilinspektion<br>• Anatomisch genaue Reposition<br>• Völlige Ruhigstellung der Fraktur<br>• Meist sofortige Übungsstabilität | • Operationsrisiko (zweimal, da in der Regel eine spätere Metallentfernung notwendig ist)<br>• Infektionsgefahr (Fraktur wird eröffnet) |

Aufgabe 25.5

- Vitalzeichen (v. a. Atmung) sowie Motorik und Sensibilität von Armen und Beinen engmaschig kontrollieren, außerdem auf Blasen- und Darmfunktion sowie Allgemeinzustand und Schmerzen achten und ggf. Analgetika nach Arztanordnung verabreichen
- Patienten bei isolierter Halswirbelfraktur flach im Bett mit harter Matratze und ohne oder mit flachem Kopfkissen lagern. Handelt es sich um eine Halswirbelfraktur in Kombination mit anderen Erkrankungen, z. B. einem Schädel-Hirn-Trauma, kann auch eine andere Lagerung nötig sein, z. B. mit erhöhtem Oberkörper (Arztanordnung beachten)
- Kopf des Patienten nicht beugen oder drehen
- Trägt der Patient eine Schanz- oder Philadelphia-Krawatte, ihn auf Allergien durch den Werkstoff und Druckstellen an den Kanten beobachten und Stütze mindestens zweimal täglich auf korrekten Sitz überprüfen
- Beim Drehen des Patienten eine gedachte Linie von der Nase zum Bauchnabel immer beibehalten und den Patienten en-bloc *(als Ganzes)* drehen. Dabei Bewegungen der HWS unbedingt vermeiden
- Patienten nach Arztanordnung mobilisieren, dabei Kopf anfangs durch behutsames Anheben unterstützen
- Prophylaxen durchführen

Aufgabe 25.6

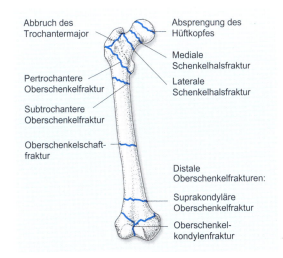

**Abb. L25.2** Oberschenkelfrakturen. [L190]

Aufgabe 25.7

- Bei allen polytraumatisierten Patienten auf die Leitsymptome von Thoraxverletzungen achten: (atemabhängige) Schmerzen, Dyspnoe, Husten (evtl. mit Hämoptoe), Zyanose, Emphysem, Schock (vor allem bei Herz- und Gefäßverletzungen)
- Oberkörper hochlagern. Patienten nicht auf die gesunde Seite legen, weil dies die Atmung weiter erschwert
- Auf Arztanordnung Sauerstoff verabreichen
- Patienten beruhigen, ihn nicht alleine lassen
- Materialien richten für das Legen eines intravenösen Zugangs, evtl. auch für Pleuradrainage, Intubation und Beatmung

Aufgabe 25.8

Polytrauma *(Mehrfachverletzung):* Gleichzeitig entstandene Verletzung mehrerer Organe oder Organsysteme, wobei eine der Verletzungen oder die Kombination der Verletzungen lebensbedrohlich ist.
**Zeit:** Erste Stunde („Goldene Stunde")
**Ziel:** Stabilisierung der Vitalfunktionen, Vermeidung irreversibler Schäden

Aufgabe 25.9

Versorgt werden akut lebensbedrohliche Verletzungen, z. B. Gehirnblutungen mit erhöhtem intrakraniellen Druck, Leber-, Milzruptur, Nieren-, Gefäßverletzungen, Verletzungen, die sonst mit irreversiblen Schäden einhergehen, z. B. bestimmte Wirbelsäulenverletzungen (drohendes Querschnittsyndrom), offene Frakturen (Infektionsgefahr), grobe Skelettinstabilitäten.

# Kapitel 26

Aufgabe 26.1

**Infektion:** Übertragung, Haftenbleiben, Eindringen und Vermehrung von Mikroorganismen oder Parasiten im menschlichen Körper.
**Infektionskrankheit:** Erkrankung durch eine Infektion.

Aufgabe 26.2

A2, B3, C1

Aufgabe 26.3

- Eine **direkte Kontaktinfektion** liegt dann vor, wenn der Erreger durch unmittelbaren Kontakt übertragen wird

- Bei der **indirekten Kontaktinfektion** sind kontaminierte Gegenstände, aber auch (nicht desinfizierte/gewaschene) Hände zwischengeschaltet, die vorher mit den erregerhaltigen Körperstellen in Kontakt gekommen sind

Aufgabe 26.4

- In der **Invasionsphase** *(Ansteckung)* bleibt der Erreger am Organismus haften und dringt in ihn ein
- **Inkubationszeit** *(Ansteckungszeit)* bezeichnet den zeitlichen Abstand zwischen Ansteckung und Krankheitsausbruch
- In der **Phase des Krankseins** ist der Patient teils nur leicht beeinträchtigt, teils aber auch lebensgefährlich krank
- In der **Überwindungsphase** wird der Erreger aus dem Körper entfernt. Gelingt dies nicht, kommt es zum Tod des Patienten oder zur örtlichen Eingrenzung des Erregers, z. B. in einer Kapsel oder in einem Organ. Bei Abwehrschwäche besteht dann die Gefahr des Wiederaufflackerns der Infektion

Aufgabe 26.5

**Sepsis** (Septikämie, Blutvergiftung): Lebensbedrohliche Allgemeininfektion mit systemischer Entzündungsantwort des Organismus.

Aufgabe 26.6

- Vitalzeichen, Körpertemperatur, Bewusstsein und Hautzustand engmaschig kontrollieren und dokumentieren
- Flüssigkeitsbilanz erstellen
- Katheter, Drainagen und venöse Zugänge regelmäßig auf ihre Funktion überprüfen und Haut um die Punktionsstellen auf Infektionszeichen beobachten

Aufgabe 26.7

Salmonellen, Typhus-Paratyphus-Salmonellen, Shigellen, Campylobacter-Bakterien, E. coli, Noroviren, Protozoen

Aufgabe 26.8

**Infektionsschutzgesetz** (IfSG, genau: Gesetz zur Verhütung und Bekämpfung von Infektionskrankheiten beim Menschen): Zur Meldung verpflichtet sind zwar im Krankenhaus die Ärzte. Prinzipiell müssen aber alle mit der Therapie oder Pflege des Patienten berufsmäßig Befassten melden, also auch Pflegende, wenn kein Arztkontakt zustande kommt. Die Meldung muss unverzüglich, spätestens nach 24 Std. beim zuständigen Gesundheitsamt erfolgen.

Aufgabe 26.9

Botulismus; Cholera; Diphtherie; Humane spongiforme Enzephalopathien, ausgenommen familiär-hereditäre Formen; akute Virushepatitis; Enteropathisches hämolytisch-urämisches Syndrom (HUS); virusbedingte hämorrhagische Fieber; Masern; Meningokokken-Meningitis oder -Sepsis; Milzbrand; Poliomyelitis; Pest; Tollwut; Typhus/Paratyphus

# Kapitel 27

Aufgabe 27.1

Das HIV wird durch Körpersekrete übertragen, wobei das Virus durch kleinste Haut- oder Schleimhautverletzungen in den Körper eindringt (v. a. beim Geschlechtsverkehr). *Alle* Körperausscheidungen sind potenziell infektiös, also z. B. Stuhl, Urin, Erbrochenes, Speichel, Sputum, Tränenflüssigkeit und Muttermilch. Blut und Sperma sind jedoch besonders virushaltig und bei Jugendlichen und Erwachsenen die Hauptübertragungswege.

Aufgabe 27.2

- Unterbringung in einem Einzelzimmer ist nicht erforderlich. Ausnahmen sind beispielsweise gleichzeitig bestehende andere Infektionen, die eine Isolierung erfordern, oder eine hochgradige Abwehrschwäche des Patienten mit Notwendigkeit einer Umkehrisolation
- Über das Übliche hinausgehende Desinfektionsmaßnahmen sind nicht generell notwendig, können aber durch Begleiterkrankungen, etwa einen infektiösen Durchfall, erforderlich sein. Das Geschirr Infizierter gilt als nicht ansteckend, die Wäsche nur, wenn sie mit virushaltigem Material in direkten Kontakt gekommen ist
- Wenn irgend möglich, sollte Einmalmaterial bevorzugt werden. Alternative ist die streng patientenbezogene Verwendung medizinischer Geräte und tägliche Sterilisation von Therapiegegenständen aus Kunststoff

## Aufgabe 27.3

- Tragen von Handschuhen aus Latex oder sogenannten synthetischem Latex bei jedem Kontakt mit Körperflüssigkeiten; Vermeiden von Verletzungen mit gebrauchten Instrumenten, insbesondere Kanülen
- Verletzungen durch benutzte Skalpelle, Infusionsbestecke, Kanülen etc. vermeiden. Kanülen *sofort* in geeignete Behälter entsorgen
- Bei Kontakt mit Blut, Ausscheidungen und Sekreten sowie beim Waschen des Patienten und beim Verbandswechsel Handschuhe benutzen und Hände regelmäßig desinfizieren
- Evtl. zusätzlich Schutzkittel (z. B. bei Durchfällen), Mundschutz und Schutzbrille (bei Aerosolbildung) tragen
- Die Hände regelmäßig eincremen, um rissiger Haut vorzubeugen. Bei Verletzungen an den Händen gut schließenden, wasserundurchlässigen Verband anlegen; bei zu erwartendem Kontakt mit infektiösem Material andere Pflegekraft bitten, die Maßnahme durchzuführen
- Material, das mit erregerhaltigen Körpersekreten in Berührung gekommen ist, sorgfältig entsorgen (Sondermüll, Kennzeichnung als „infektiös"). Verschüttetes Blut (oder andere Körperausscheidungen) aufwischen und die Fläche anschließend desinfizieren
- Infektiöse Laborproben nach den hausinternen Richtlinien kennzeichnen
- Bei Endoskopien oder beim Absaugen intubierter Patienten Mundschutz und Schutzbrille tragen; bei Operationen zwei Paar Handschuhe und Schutzbrille
- Für funktionsfähige Beatmungsgeräte (inkl. Zubehör wie z. B. Masken) sorgen, um eine Mund-zu-Mund-Beatmung zu vermeiden

## Aufgabe 27.4

Erworbene, spezifische Überempfindlichkeit gegenüber bestimmten, an sich ungefährlichen Antigenen. Extremform ist der lebensbedrohliche anaphylaktische Schock.

## Aufgabe 27.5

Juckreiz (generalisiert); Quaddelbildung der Haut; Übelkeit; Heuschnupfen- oder Asthmasymptome; Kreislaufstörungen (Tachykardie, Hypotonie); Kreislaufversagen

## Aufgabe 27.6

**SIT** = Spezifische Immuntherapie
**SCIT** = Subkutane spezifische Immuntherapie
**SLIT** = Sublinguale spezifische Immuntherapie

## Aufgabe 27.7

**Autoimmunerkrankungen** (= Autoimmunkrankheiten, Autoaggressionskrankheiten): Krankheiten, bei denen sich Antikörper oder sensibilisierte Lymphozyten gegen körpereigene Gewebe richten und diese schädigen.

## Aufgabe 27.8

**Indikation:** Nach Transplantationen
**Begründung:** Vermeidung von Abstoßungsreaktionen

## Aufgabe 27.9

Glukokortikoide; Zytostatika; Ciclosporin/Tacrolimus/Sirolimus; Mycophenolat-Mofetil; (monoklonale) Antikörper

# Kapitel 28

## Aufgabe 28.1

Zum Fremd- und Selbstschutz ist das Sauberhalten und Desinfizieren der Hände sowie das Tragen von Einmalhandschuhen bei Patientenkontakt oder Kontakt mit kontaminiertem Material oberstes Gebot. Je nach Pflegetätigkeit sind Schutzkittel zu tragen (Hausstandards beachten); ggf. müssen Isolationsmaßnahmen eingeleitet werden.

## Aufgabe 28.2

**Pruritus** (= Jucken, Juckempfindung): Unangenehme, komplexe Empfindung, die das Verlangen zu kratzen, reiben, scheuern oder drücken verursacht. Kann akut oder chronisch, lokalisiert oder generalisiert sein.
**Lindernde Maßnahmen:**
- Geeignete Hautpflege: nur lauwarm und kurz duschen oder baden (kein heißes Wasser verwenden), beim Abtrocknen nicht reiben oder rubbeln, sondern tupfen
- Kühle Raumtemperatur einstellen, leichte Bettdecke verwenden

- Hautreizungen vermeiden, z. B. durch Hautaustrocknung (etwa wegen häufigen Waschens, ungeeigneter Seifen), hautreizende Substanzen, scheuernde Kleidungsstücke, bekannte Allergene
- Keine Ermahnungen! Besser: Ablenkung bei Juckreiz, „Kratzalternativen" erläutern, z. B. leichtes Ausüben von Druck, Klopfen, Kühlen
- Nägel kurz halten, nächtliches Tragen von Verbänden und Baumwollhandschuhen zum Schutz vor Superinfektionen durch Kratzen
- Bei psychogenem Pruritus ggf. Psychotherapie (z. B. Verhaltenstherapie)

Aufgabe 28.3

Grundstoff; Wirkstoff; Zusatzstoff

Aufgabe 28.4

**Antibiotika:** bei bakteriell bedingten Haut- und Geschlechtskrankheiten
**Antimykotika:** bei tief reichenden Pilzinfektionen
**Antihistaminika:** bei allergisch bedingten Erkrankungen und zur symptomatischen Behandlung (starken) Juckreizes
**Glukokortikoide:** bei schweren entzündlichen Dermatosen
**Immunsuppressiva:** bei Hauterkrankungen im Rahmen von Autoimmunerkrankungen und schwerer Psoriasis
**Biologika:** bei schwerer Psoriasis, besonders bei gleichzeitiger Psoriasisarthritis
**Retinoide:** bei bestimmten Formen der Psoriasis und bei schwerer Akne oder Rosazea

Aufgabe 28.5

A3, B4, C1, D2

Aufgabe 28.6

**Skabies:** Durch die **Krätzmilbe** *(Sarcoptes scabiei)* hervorgerufene, ansteckende Hauterkrankung mit starkem Juckreiz.
**Pedikulose:** Erkrankungen durch **Läuse,** beim Menschen durch die Kopf-, Filz- und Kleiderlaus

Aufgabe 28.7

- Aufklärung von Patienten und medizinischem Personal über Latexallergien
- Das Suchen nach Alternativen und Beachten präventiver Verhaltensweisen, beispielsweise Hautschutzmaßnahmen, Verwendung alternativer latexarmer (latexfreier) und weniger allergen wirksamer Handschuhe
- Das Bereithalten von Listen mit latexhaltigen und alternativen latexfreien Produkten an den jeweiligen Arbeitsplätzen, die Information über Schutzmaßnahmen vor dem Entstehen einer Latexallergie, das Erstellen von Richtlinien zum Schutz von latexallergischen Patienten und medizinischem Personal, vornehmlich im chirurgischen Bereichen
- Die Information über Selbsthilfeorganisationen für Latexallergiker
- Wichtigste therapeutische Maßnahme beim allergischen Kontaktekzem ist das Meiden der auslösenden Substanz – die Allergenkarenz

Aufgabe 28.8

Triggerfaktoren sind Inhalations- und Kontaktallergene, Nahrungsmittel, hautreizende Stoffe (z. B. Wolle), Schweiß, trockene Luft und psychische Belastungen
Ansonsten: Erbliche Veranlagung, abnorme zelluläre Immunreaktionen, Störungen der Hautschutzfunktion und Veränderungen des vegetativen Nervensystems
Auslösende Faktoren: Klima oder psychische Belastungen

Aufgabe 28.9

- Die Haut entsprechend der ärztlichen Anordnung behandeln und den Patienten zur Selbstpflege anleiten
- Hautaustrocknende Externa wie alkoholische Lösungen oder Gele vermeiden
- Häufiges Baden und Duschen unter Verwendung alkalischer Seifen vermeiden. Keine Schaumbäder nehmen
- Dem Patienten vom Schwimmen in chlorhaltigem Wasser abraten
- Fingernägel kurz halten

Aufgabe 28.10

Kopfhaut, Ellenbeugen (innen und außen), in Höhe der Kniescheibe, Rücken: in Höhe des Lumbalbereichs (wirbelsäulennah) ➤ PH Abb. 28.41.

# Kapitel 29

## Aufgabe 29.1

**Ausscheidung:**
Kann der Patient alleine Wasser lassen, dokumentieren die Pflegenden vor allem die tägliche Urinmenge und beobachten den Harn auf krankhafte Veränderungen. Ist die Harnableitung beeinträchtigt, wird der Urin meist über Katheter oder Drainagen nach außen geleitet. Die Aufgabe der Pflegenden besteht dann in der fachgerechten Katheter- und Drainagenversorgung.
Ist die Harnproduktion in den Nieren selbst beeinträchtigt, sind durch die Schwere der Grunderkrankung oder durch die zunehmende Harnvergiftung mit Notwendigkeit der Dialyse zahlreiche Lebensbereiche beeinträchtigt. Ein-/Ausfuhrkontrolle, Wiegen, Urinbeobachtung und zahlreiche weitere Maßnahmen, je nach Grunderkrankung, sind hier angezeigt.

**Ernährung:**
Appetitlosigkeit, Übelkeit oder Erbrechen können auftreten – darauf nehmen die Pflegenden bei der Essensbestellung Rücksicht. Außerdem müssen viele Nierenkranke eine eiweiß-, kalium-, phosphat- und salzarme Diät einhalten. Vorlieben und Lebensweisen sollten weitestgehend berücksichtigt werden. Die erwünschte oder erlaubte Trinkmenge hängt von der Grunderkrankung ab.

## Aufgabe 29.2

- Blasenpunktionsset mit spaltbarer Punktionskanüle und speziellem Katheter mit selbstaufrollender Spitze oder blockbarem Ballon an der Katheterspitze
- Geschlossenes Urinableitungssystem
- Alles zur Hände- und Hautdesinfektion sowie zur Hautrasur
- Alles zur Lokalanästhesie
- Lochtuch
- Sterile Handschuhe
- Skalpell
- Ggf. Fixierplatte
- Ggf. Nahtmaterial
- Verbandsmaterial: zwei sterile Schlitzkompressen, sterile Kompresse zum Abdecken, Pflaster
- Abwurfgefäß, Abwurfbeutel

Weitere Materialien nach hausinternem Standard

## Aufgabe 29.3

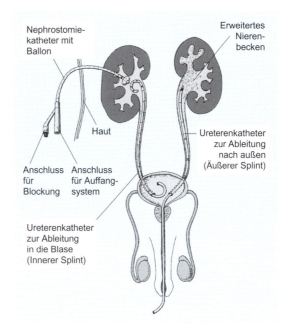

**Abb. L29.1** Häufige Katheter nach nephrologischen und urologischen Operationen. [L190]

## Aufgabe 29.4

**Shunt:**
Zur täglichen Funktionskontrolle des Shunts gehören neben der Inspektion, z. B. auf Rötungen, Schwellungen und Hämatome, die Palpation und die Auskultation mit dem Stethoskop. Normal sind ein deutlich tastbares „Schwirren" und ein auskultatorisch hörbares Rauschen über dem Shunt. Die Hautpartie um den Shunt wird täglich mit Wasser und Seife gereinigt und an den dialysefreien Tagen gut eingecremt.

**Gewicht/RR:**
Körpergewicht und Blutdruck des Patienten werden täglich kontrolliert. Die Blutdruckmessung darf nicht am Shuntarm durchgeführt werden.

**Kalorienzufuhr/Ernährung:**
Je nach körperlicher Aktivität des Patienten ist bei älteren Kindern und Erwachsenen eine Kalorienzufuhr von täglich 30–35 kcal/kg angemessen (davon etwa 50 % Kohlenhydrate), bei jüngeren Kindern mehr. Wegen der dialysebedingten Aminosäureverluste wird eine eiweißreiche Nahrung (Eiweißzufuhr mind. 1,2 g/kg täglich) empfohlen. Außerdem soll die Kost kalium- und phosphatarm sein. Die Einschränkung der Natriumzufuhr richtet sich nach Blutdruck, Durstgefühl und Restdiurese. Die Trinkmenge wird so bemessen, dass der erwachsene Patient im dialysefreien Intervall nicht mehr als

1 kg täglich zunimmt. Bei Kindern gilt 3 % des Körpergewichts als Grenze.

## Aufgabe 29.5

**Oligurie:** Harnausscheidung weniger als 200 ml/m² Körperoberfläche täglich
**Anurie:** Harnausscheidung auf weniger als 100 ml/m² Körperoberfläche täglich (urologischer Notfall!)
**Polyurie:** Erhöhung der Urinmenge auf mehr als 1.500 ml/m² Körperoberfläche täglich
**Pollakisurie:** Häufiger Harndrang mit jeweils nur geringer Urinmenge bei in aller Regel normaler Urinmenge über 24 Std.
**Nykturie:** Vermehrtes nächtliches Wasserlassen
**Dysurie:** Erschwertes Wasserlassen, meist verbunden mit Schmerzen oder Brennen
**Algurie:** Schmerzhaftes Wasserlassen

## Aufgabe 29.6

Def.: Nieren-/Nierenbeckenentzündung
- Alle Maßnahmen zur Pflege eines Patienten mit Fieber
- Alle Maßnahmen zur Pflege bei Zystitis
- Bettruhe bei schwer kranken Patienten
- Durchführung aller notwendigen Prophylaxen
- Ggf. Flüssigkeitszufuhr über Infusionen, wenn der Patient nicht ausreichend trinken kann
- Flüssigkeitsbilanzierung, um ein drohendes akutes Nierenversagen zu erkennen

Kapitel 29, Aufgabe 7

## Aufgabe 29.7

Siehe Abbildung unten.

## Aufgabe 29.8

- Der Patient soll 3–4 l täglich trinken (sofern keine Kontraindikationen vorliegen)
- Dem Patienten körperliche Bewegung empfehlen
- Ggf. lokale Wärme (ärztliche Zustimmung)
- Urin auf Farbe und Menge kontrollieren; pH-Wert bestimmen. Das spezifische Gewicht, bestimmt mit Teststreifen, sollte unter 1.012–1.015 liegen
- Urin durch ein Sieb laufen lassen, um abgehende Steine für eine chemische Untersuchung aufzufangen
- 24-Stunden-Sammelurin
- Regelmäßige Temperaturkontrollen
- Ggf. Diät
- Beratung bzgl. Rezidivprophylaxe

## Aufgabe 29.9

- Im **Stadium I (Reizstadium)** ist der Harnstrahl abgeschwächt, und es dauert länger, bis die Miktion beginnt. Der Patient muss häufig auf die Toilette gehen (auch nachts) und die Bauchpresse einsetzen („drücken"), damit sich die Blase vollständig entleert
- Im **Stadium II (Restharnstadium)** ist die Harnröhre so stark eingeengt, dass sich Restharn bildet, d. h. dass eine vollständige Entleerung der Blase nicht

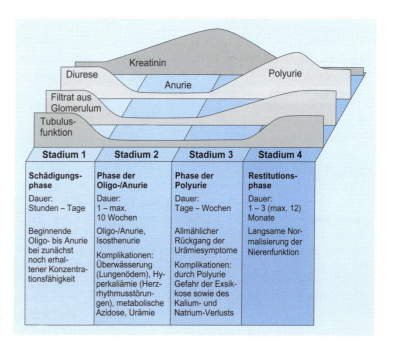

**Abb. L29.2** Stadien des akuten Nierenversagens.

mehr möglich ist. Der Patient hat fast ständig Harndrang, kann aber immer nur geringe Mengen Urin lassen. Der Restharn fördert die Entstehung von Harnwegsinfekten
- Im **Stadium III (Dekompensationsstadium)** kommt es zur Überlaufblase mit Harnrückstau bis zu den Nieren und Nierenfunktionsschädigung

Aufgabe 29.10

A1, B2

Aufgabe 29.11

**Alkalose:** Anstieg des arteriellen pH-Wertes über 7,44
Ursachen: Säureverluste durch Erbrechen; Diuretikatherapie; Hyperventilation; Fieber
**Azidose:** Absinken des arteriellen Blut-pH-Wertes unter 7,36
Ursachen: diabetische Ketoazidose; Niereninsuffizienz; Sepsis; Durchfälle; respiratorische Insuffizienz

# Kapitel 30

Aufgabe 30.1

**Postoperative Überwachung:** „Übliche" postoperative Kontrollen; Beobachtung auf vaginale Blutungen (anfänglich vorhandene vaginale Blutungen lassen in der Regel kontinuierlich nach).
**Positionsunterstützung:** Den Oberkörper der Patientin leicht erhöht lagern; nach abdominellen Operationen nur in Ausnahmefällen Kissen zur Bauchdeckenentlastung unter die Knie legen, da diese die Immobilität fördern; besser: Beine öfter bewegen. Nach vaginalen Operationen erleichtert evtl. das Unterlegen eines weichen Kissens das Sitzen.
**Mobilisation:** In den meisten Fällen bereits am OP-Tag. Zum Aufstehen dreht sich Patientin vorsichtig auf die Seite und steht mit Unterstützung einer Pflegenden auf. Um die Schmerzen an der Naht nach abdominellen Eingriffen zu mindern, legt die Patientin ihre Hand mit leichtem Druck auf den Verband.
**Körperpflege:** Individuelle Einschätzung. Viele Frauen wollen ihre Körperpflege schnell selbstständig durchführen, insbesondere auch, um die Intimsphäre wahren zu können. Jedoch tut es nicht allen Frauen gut, so schnell auf die Unterstützung der Pflegenden zu verzichten.
**Ausscheidungen:** Bei vielen Operationen wird intraoperativ ein transurethraler oder suprapubischer Blasenkatheter gelegt, der das Wasserlassen und die Beobachtung des Urins erleichtert. Nach abdominellen Eingriffen wird er in der Regel am ersten postoperativen Tag gezogen, bei einigen vaginalen Operationen erst zwischen dem 3. und 5. postoperativen Tag. Wird der Urin nicht abgeleitet, sollte die Patientin 4–6 Std. nach der Operation Urin gelassen haben.
**Kostaufbau:** Abhängig von der durchgeführten Operation. Nach kleineren Eingriffen oder nach Operationen der Brust in der Regel bereits am Operationsabend leichte Kost. Nach größeren Eingriffen ist der Kostaufbau davon abhängig, wann die normale Darmtätigkeit einsetzt (Kriterien: Darmgeräusche auskultierbar, keine Übelkeit). In aller Regel ist am 2.–5. postoperativen Tag die normale Kostform wieder erreicht – Hausstandards sind zu beachten.

Aufgabe 30.2

Bei bösartigen Tumoren werden im Rahmen der operativen Therapie meist auch Lymphknoten des Abflussgebietes entfernt, bei einem Mammakarzinom also axilläre Lymphknoten der betroffenen Seite, bei Ovarial-, Zervix- und Endometriumkarzinomen Beckenlymphknoten und bei einem Vulvakarzinom Leistenlymphknoten. Auch eine Strahlentherapie kann die Lymphabflusswege beeinträchtigen. Hauptgefahr: chronisches Lymphödem.

Aufgabe 30.3

**Eumenorrhö:** Normale Menstruationsblutung
**Menorrhagie:** Verlängerte Regelblutung
**Brachymenorrhö:** Verkürzte Regelblutung
**Hypermenorrhö:** Zu starke Regelblutung
**Polymenorrhö:** Unregelmäßig oder regelmäßig verkürzte Zyklen
**Oligomenorrhö:** Stark verlängerte Zyklen

Aufgabe 30.4

**Mammographie:** Spezielle Nativröntgenaufnahme zur Darstellung der Brust (Weichteilgewebe sind in „normalen" Röntgenaufnahmen kaum sichtbar). Es werden stets Aufnahmen beider Brüste in zwei Ebenen angefertigt, da eine genaue Beurteilung nur im Seitenvergleich möglich ist. Indikation: Früherkennung und Abklärung brustkrebsverdächtiger Veränderungen
**Mammasonographie:** Ultraschalluntersuchung der Brust. Indikation: Unterscheidung zwischen Zysten und soliden Tumoren; Aussagen über die Gut- oder Bösartigkeit einer Veränderung sind möglich. Dient als Ergänzung zur Mammographie, ersetzt diese aber nicht.

## Aufgabe 30.5

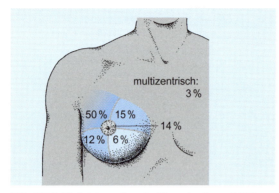

**Abb. L30.1** Häufigkeitsverteilung des Mammakarzinoms. [L190]

## Aufgabe 30.6

Nicht wenige Frauen empfinden die Gebärmutterentfernung als tief greifenden Organverlust, sie fühlen sich „nicht mehr vollständig" und weniger weiblich. Auch die Frage nach dem sexuellen Empfinden nach der Operation beschäftigt die Frauen unterschiedlich stark und kann sie sehr ängstigen. Die Pflegenden bemühen sich, solche Befürchtungen der Frauen zu erspüren und auf sie einzugehen. Sie ermutigen die Frau, ihre Gefühle zu äußern und vermitteln ggf. ein Gespräch mit dem Arzt. Weitere schlüssige Antworten sind möglich.

## Aufgabe 30.7

- Sonographischer Nachweis des Embryos (ab 5. SSW)
- Sonographischer Nachweis der Herzaktionen (ab 7. SSW)
- Tasten des Kindes (ab etwa 18. SSW)
- Fühlen von Kindsbewegungen (ab ca. 20. SSW)
- Hören von fetalen Herztönen (Zeitraum sehr variabel je nach Untersuchungsmethode)

## Kapitel 30, Aufgabe 11

## Aufgabe 30.8

- Anamnese, bei der Erstvorstellung einschließlich Errechnen des voraussichtlichen Geburtstermins
- Feststellung des Körpergewichts
- Blutdruckmessung
- Körperliche Untersuchung (Fundusstand der Gebärmutter?) einschließlich vaginaler Untersuchung (Infektionen? Beschaffenheit des Muttermundes?)
- Urinuntersuchung mit Teststreifen (Harnwegsinfekt? Proteinurie? Glukosurie?)
- In regelmäßigen Abständen Hb-Bestimmung (Anämie mit Notwendigkeit einer Eisengabe?)
- Serologische Blutuntersuchungen zur Infektionsdiagnostik und Erkennung von Blutgruppenunverträglichkeiten
- Untersuchung eines Zervixabstrichs auf Chlamydien-Antigene

## Aufgabe 30.9

**Entbindungstermin** = Datum des 1. Tages der letzten Menstruation + 7 Tage – 3 Monate + 1 Jahr ± X (X ist dabei die Abweichung vom 28-tägigen Zyklus in Tagen)

## Aufgabe 30.10

1.11.2011 + 7 Tage = 8.11.2011
8.11.2011 – 3 Monate = 8.8.2011
8.8.2011 + 1 Jahr = 8.8.2012
8.8.2012 + 2 Tage = 10.8.2012

## Aufgabe 30.11

Siehe Abbildung unten.

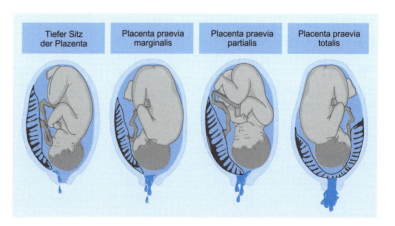

**Abb. L30.2** Tiefer Sitz der Plazenta und Formen der Placenta praevia. [L138]

## Aufgabe 30.12

**Abortus imminens:** drohende Fehlgeburt
**Abortus incipiens:** beginnende, unabwendbare Fehlgeburt
**Abortus incompletus:** unvollständige Fehlgeburt
**Abortus completus:** vollständige Fehlgeburt
**Missed abortion:** verhaltene Fehlgeburt

## Aufgabe 30.13

**A**tembewegungen
**P**uls
**G**rundtonus
**A**ussehen
**R**eflexerregbarkeit

## Aufgabe 30.14

- Das Neugeborene hat eine rosige bis rote Haut
- Ohr- und Nasenknorpel sind tastbar
- Bei Jungen sind die Hoden im Hodensack, bei Mädchen bedecken die großen Schamlippen die kleinen
- Die Fingernägel überragen die Fingerkuppe
- Die Lanugobehaarung (Flaumhaar des Feten) findet sich nur noch an Schultergürtel und Oberarmen
- Die Fußsohlenfalten verlaufen über die ganze Sohle
- Das Baby hat eine fette, blassgelbe Schmiere auf der Haut (Käseschmiere, Vernix caseosa)
- Der Rand des Brustwarzenhofs liegt leicht über Hautniveau
- Die Brustwarzen sind beidseitig tastbar

# Kapitel 31

## Aufgabe 31.1

- Für ausreichende Beleuchtung sorgen
- Türrahmen farblich markieren und Zimmernummern plastisch hervorheben
- Räumlichkeiten ausführlich vorstellen, abgehen und ggf. ertasten lassen
- Tisch und Stühle ohne ausgestellte Beine bevorzugen
- Möglichst eine Flurseite freilassen
- Auf durchgehende Griffleisten und Haltegriffe achten
- Bewegliche Gegenstände feststellen
- Inventar und persönliche Sachen am gewohnten Platz belassen
- Sicheres Schuhwerk anziehen (lassen)
- Patienten vor nassen Böden warnen
- Bettklingel griffbereit anbringen. Damit der Patient die Klingel auch auf Anhieb findet, sie vor Verlassen des Krankenzimmers ertasten lassen

## Aufgabe 31.2

**OD** = Oculus dexter = Rechtes Auge = RA
**OS** = Oculus sinister = Linkes Auge = LA
**OU** = Oculi uterque = Beide Augen = R/L, bds.

## Aufgabe 31.3

- Arzneimittel auf Gebrauchsfähigkeit überprüfen (Lagerung bei vorgeschriebener Temperatur? Einhaltung des Verfalldatums? Keine Ausflockung oder Verfärbung?)
- Angeordnete Dosierung, Tropfzeiten und -abstände einhalten
- Arzneimittel mit Patientendaten kennzeichnen und ausschließlich für diesen Patienten verwenden
- Flaschen- und Tubenverschlüsse nicht verwechseln. Kontakt zwischen Applikator und Auge vermeiden, um eine Kontamination auszuschließen
- Augentropfen stets vor Augensalbe verabreichen
- Trägt der Patient Kontaktlinsen, diese entfernen. Patienten darauf aufmerksam machen, dass er diese nicht vorzeitig wieder einsetzen darf, da viele Augentropfen die Kontaktlinsen auf Dauer verfärben

## Aufgabe 31.4

Benötigte Materialien bereitstellen und Hände waschen; Kopf beim Sitzen möglichst anlehnen; Finger nahe an den Wimpernrand führen, das Unterlid leicht herunterziehen und nach oben blicken. Mit der anderen Hand hält der Patient das Tropffläschchen schräg über sein Auge, fixiert den Konus und verabreicht sich den Tropfen durch leichten Druck auf die Kunststoffflasche. Dann das Auge langsam schließen, überschüssige Tropfen von der Wange tupfen und die Flasche gleich wieder verschließen.
Zur Salbenapplikation verfährt der Patient analog. Anstatt zu tropfen gibt er aber einen etwa 0,5 cm langen Salbenstrang in den unteren Bindehautsack.

## Aufgabe 31.5

A1, B2
Therapie: operative Entfernung (ambulant)

Aufgabe 31.6

**Myopie** = Kurzsichtigkeit
**Hypermetropie** = Weitsichtigkeit
**Presbyopie** = Alterssichtigkeit
**Astigmatismus** = Stabsichtigkeit

Aufgabe 31.7

**Katarakt** = Grauer Star: Trübung der Augenlinse
Nach der Operation werden tagsüber ein- bis zweistündlich (manchmal sogar halbstündlich) Glukokortikoide oder ein Glukokortikoid-Antibiotika-Präparat getropft. Zur Nacht wird eine entsprechende Salbe verabreicht. Postoperativ wird die Pupille mit einem Mydriatikum weitgestellt, um den Augenhintergrund inspizieren zu können und um Verklebungen zwischen Iris und Linse (hintere Synechien) mit nachfolgender Pupillenentrundung vorzubeugen. Das frisch operierte Auge wird für ca. drei Tage mit Kompresse und Schale oder Lochschale über 24 Std. verbunden. Danach reicht ein Hohlverband zur Nacht aus.

Aufgabe 31.8

ADF, BCE

# Kapitel 32

Aufgabe 32.1

**Atmung:** Sekretansammlungen oder Schwellungen (Entzündung, Tumoren) des Rachenraums und der Trachea führen häufig zur Behinderung der Atmung, hier verschaffen atemerleichternde Maßnahmen Linderung.
**Ernährung:** Bei Erkrankungen im HNO-Bereich kommt es besonders postoperativ häufig zu Schluckstörungen, v. a. nach Operationen in Mundhöhle und Rachen, und zu Schmerzen beim Schlucken, z. B. nach Entfernung der Gaumenmandeln (Tonsillektomie) durch große Wundflächen in der Rachenschleimhaut.
**Haut:** Bei Patienten mit weit fortgeschrittenen, unheilbaren Tumoren kann durch Tumorzerfall ein unangenehmer Geruch entstehen, unter dem die Patienten oft so stark leiden, dass sie sich sozial zurückziehen und mit Depressionen reagieren.
**Kommunikation:** Die Kommunikationseinschränkung durch Schwerhörigkeit oder Hörverlust stellt für den Patienten eine schwere Behinderung dar, weil er von seinem Umfeld weitgehend abgeschottet ist.
Bei Erkrankungen des Rachens, der Mundhöhle oder des Larynx kann das Sprechen gestört sein. Der Patient mit Tracheotomie beispielsweise ist zumindest in der Anfangsphase auf nonverbale Kommunikation angewiesen.
**Bewusstsein:** Einzelne Patientengruppen mit Erkrankungen im HNO-Bereich (vor allem Patienten mit Tumorerkrankungen) müssen intensiv auf eine Umstellung ihrer gewohnten beruflichen und privaten Lebenssituation vorbereitet werden, da die zugrunde liegenden Erkrankungen bzw. die therapeutischen Maßnahmen zu einschneidenden Änderungen führen.

Aufgabe 32.2

**Nasentropfen:**
- Vor der Applikation putzt sich der Patient die Nase
- Dann neigt er den Kopf leicht nach hinten und zur Seite
- Anschließend träufelt er die verordnete Tropfenzahl in beide Nasenlöcher und atmet sofort durch die Nase ein („Flüssigkeit hochziehen"), damit die Nasentropfen nicht in den Rachen abfließen

**Nasensalben:** Nach Einbringen der Nasensalbe (ggf. mit Applikator) das andere Nasenloch zuhalten und beim Einatmen die Salbe hochziehen.

Aufgabe 32.3

- Patienten über Maßnahmen zur Minderung der Nachblutungsgefahr aufklären
- Regelmäßiges Kühlen des Nackens mit Hilfe von Coldpacks/Halskrawatte
- Bei Schmerzen keine Azetylsalizylsäure
- Vermeiden von Anstrengung und ruckartigen Kopfbewegungen, kein Naseputzen (Sekret mit Kompressen abtupfen)
- Patienten darauf hinweisen, bei evtl. Nachblutung die Pflegenden frühzeitig zu informieren und blutiges Sekret nicht zu schlucken, sondern auszuspucken

Aufgabe 32.4

Bei der **Schallleitungs-Schwerhörigkeit** ist der physiologische Weg der Schallwellen durch krankhafte Prozesse im äußeren Gehörgang, Mittelohr (Mittelohrschwerhörigkeit) oder am ovalen Fenster gestört.
Bei der **Schallempfindungs-Schwerhörigkeit** liegt die Ursache im Bereich des Innenohrs (Innenohrschwerhörigkeit) oder des Hörnervs.

Aufgabe 32.5

**Fremdkörper im Ohr lassen!** Insbesondere bei der von Laien oft versuchten Entfernung mit der Pinzette besteht die Gefahr, dass der Fremdkörper noch weiter in den Gehörgang rutscht und Trommelfell und Gehörknöchelchenkette verletzt.

Aufgabe 32.6

**Akute Rhinosinusitis** = akute Nasennebenhöhlenentzündung
**Pansinusitis** = Entzündung aller Nasennebenhöhlen
**Sinusitis maxillaris** = Kieferhöhlenentzündung
**Sinusitis frontalis** = Stirnhöhlenentzündung
**Sinusitis ethmoidalis** = Entzündung der Siebbeinzellen
**Sinusitis sphenoidalis** = Entzündung der Keilbeinhöhlen
Behandlungsstrategie: Die meisten akuten Entzündungen der Nasennebenhöhlen lassen sich konservativ mit abschwellenden Nasentropfen (nicht länger als zehn Tage) und Antibiotika sowie Schleimlösern behandeln. Manchmal ist eine Spülung der Höhle oder eine Operation erforderlich.

Aufgabe 32.7

Arztkontrollen einhalten; in den ersten drei postoperativen Wochen alles vermeiden, was die Gefahr einer Nachblutung erhöht, z. B. Blutdrucksteigerung durch körperliche Anstrengungen, Vollbäder, Sonnenbaden oder Pressen beim Stuhlgang.
Etwa für die gleiche Zeit sind Speisen ungünstig, welche die Wunde beeinträchtigen können, z. B. scharfkantige Brotrinden, Vollkornbrötchen, Krokanteis.

Aufgabe 32.8

**Pseudokrupp** *(subglottische Laryngitis):* Kindliche Sonderform der Laryngitis mit Schwellung der Schleimhaut unterhalb des Kehlkopfes im Rahmen eines viralen Atemwegsinfektes. Gekennzeichnet durch Heiserkeit und typischen, „bellenden" Husten.
**Epiglottitis:** Akute, lebensbedrohliche Entzündung des Kehldeckels (Epiglottis), vornehmlich beim Vorschulkind. Leitsymptome sind Schluckstörung und kloßige Sprache. Hauptsächlich verursacht durch das Bakterium Haemophilus influenzae Typ b (durch Impfung in Deutschland selten).

Aufgabe 32.9

**Tab. L32.1**

|  | **Pseudokrupp** | **Epiglottitis** |
|---|---|---|
| **Allgemeinzustand** | Befriedigend | Stark reduziert |
| **Fieber** | Nur leicht | Ca. 39–40 °C |
| **Schluckstörung** | Nein | Leitsymptom |
| **Halsschwellung** | Nein | Meist stark |
| **Speichelfluss** | Nein | Leitsymptom |
| **Kloßige Stimme** | Nein | Leitsymptom |
| **Heiserkeit** | Leitsymptom | Nein |
| **Bellender Husten** | Leitsymptom | Nein |
| **Inspiratorischer Stridor** | Bei sehr schweren Formen | Unterschiedlich |
| **Position des Kindes** | Unterschiedlich | Sitzend |
| **Häufiges Lebensalter** | 6 Monate–3 Jahre | 2–6 Jahre |
| **Jahreszeit** | Gehäuft im Herbst | Ganzjährig |
| **Rezidive** | Häufig | Sehr selten |

Aufgabe 32.10

**Supraglottisch:** „Kloßgefühl" im Hals; Dysphagie; „Verschlucken"; Schmerzausstrahlung bis zum Ohr
**Glottisch:** Heiserkeit/Stimmveränderungen; Dysphonie; Dyspnoe
**Subglottisch:** Husten; Dyspnoe

# Kapitel 33

Aufgabe 33.1

**Neurologie:** Teilgebiet der Medizin, das sich mit Prophylaxe, Diagnose, nichtoperativer Behandlung und Rehabilitation bei Erkrankungen des zentralen und peripheren Nervensystems sowie bei Muskelerkrankungen befasst.
**Neurochirurgie:** Teilgebiet der Medizin, das vor allem die operative Behandlung von Erkrankungen, Verletzungen und Fehlbildungen des Nervensystems sowie bestimmter Funktionsstörungen (Schmerz, Epilepsie, Bewegungsstörungen) zum Gegenstand hat.

Aufgabe 33.2

Hier sind unbedingt auch die Verweise in ➤ PH Kap. 33.1.2 zu beachten, da bei den genannten Lösungen nur eine kleine Auswahl aller potenzieller Pflegemaßnahmen aufgeführt wird.

**Bewegung:** Der Patient erhält Hilfe zur Selbsthilfe, aktivierende Pflege. Die Angehörigen werden in die Behandlung einbezogen. Pflegehandlungen werden immer so ausgeführt, dass der Patient möglichst viel davon profitiert. Hat der Patient bei einer Pflegehandlung z. B. Schmerzen, ist eine gute Schmerztherapie grundlegend. Ein Vorgehen nach dem Bobath-Konzept ist in vielen Fällen zu empfehlen. Bei bettlägerigen Patienten sind Pneumonie-, Thrombose-, Dekubitus- und Kontrakturenprophylaxe elementar. Sobald es von medizinischer Seite möglich ist, wird der Patienten mobilisiert, um Komplikationen zu vermeiden.

**Haut:** Vorgehen nach dem Bobath-Konzept. Der Hilfsmitteleinsatz richtet sich nach dem Grundgedanken der aktivierenden Pflege. Hilfsmittel so einsetzen, dass sie den Patienten fördern. Sie dürfen ihn nicht daran hindern, einen Bewegungsablauf so wiederzuerlernen, dass er auch ohne Hilfsmittel möglich ist. Das Festlegen eines immer gleichen Ablaufs bei der Körperpflege bewirkt, dass der Patient mit der Zeit den Ablauf kennt und sich an ihn halten kann.

**Atmung:** Beobachtung der Atmung; Pneumonieprophylaxe; gezielter Einsatz von Atemübungen und Atemgymnastik.

**Körpertemperatur:** Die Körpertemperatur wird bei gefährdeten Patienten, z. B. nach einem Schlaganfall oder mit einem Schädel-Hirn-Trauma, regelmäßig und häufiger als bei anderen Patienten kontrolliert. Maßnahmen bei erhöhter Temperatur/Fieber: ➤ PH Kap. 12.4

**Ernährung:** Spezifisches Schlucktraining kann sinnvoll sein. Dieses wird möglichst in Zusammenarbeit mit einem Dysphagietherapeuten erarbeitet. Die Mundpflege ist eine bedeutende Pflegeintervention und prophylaktische Maßnahme bei schluckgestörten Patienten und muss konsequent durchgeführt werden.

**Ausscheidung:** Einige neurologische Erkrankungen gehen mit Inkontinenz einher. Anfänglich kann das Legen eines transurethralen Dauerkatheters oder eines suprapubischen Katheters sinnvoll sein. Möglichst früh sollte aber mit einem Kontinenztraining begonnen werden, das bei konsequenter Durchführung oft gute Resultate erzielt.

**Schlafen:** Durch Einhalten einer festen Tagesstruktur kann der Patient dabei unterstützt werden, am Tag wach zu bleiben und in der Nacht zu schlafen. Durch sinnvolles und überlegtes Einsetzen von Aktivitäten, verteilt auf den ganzen Tag, kann auf einen geregelten Schlaf-Wach-Rhythmus hingearbeitet werden.

**Kommunikation:** Pflege bei Aphasie: ➤ PH Kap. 12.9.4.2; ansonsten: therapeutische Beziehung aufbauen; der Patient muss sich ernst genommen fühlen; Ziel: kommunikationseingeschränkte Patienten sollen sich nicht zurückziehen.

Aufgabe 33.3

**Parese** = Minderung der Muskelkraft
**Plegie (Paralyse)** = Völlige Unfähigkeit zur aktiven Bewegung

Aufgabe 33.4

A2, B4, C1, D3

Aufgabe 33.5

Oben: beim Gesunden
Mitte: bei Ataxie
Unten: bei Intentionstremor
(➤ PH Abb. 33.5)

Aufgabe 33.6

- **Agraphie** = Unfähigkeit zu schreiben
- **Alexie** = Unfähigkeit zu lesen
- **Akalkulie** = Unfähigkeit zu rechnen
- **Apraxie** = Unfähigkeit, bestimmte Handlungen zu koordinieren und in der richtigen Reihenfolge auszuführen. Der Patient ist z. B. nicht in der Lage sich zu kämmen, obwohl keine Lähmungen vorliegen
- **Agnosie** = Störung des Erkennens, wobei die verschiedenen Sinneswahrnehmungen betroffen sein können
- **Neglect** = Vernachlässigen einer Körper- und/oder einer Raumhälfte bis hin zum Ignorieren. Wird der Patient z. B. gleichzeitig an beiden Beinen berührt, gibt er an, nur an einem Bein berührt worden zu sein

Aufgabe 33.7

Tab. L33.2

| Funktion | (Beste) Reaktion des Patienten | Bewertung [Punkte] |
|---|---|---|
| Augen öffnen | Spontan | 4 |
| | Auf Ansprechen | 3 |
| | Auf Schmerzreiz | 2 |
| | Kein Öffnen | 1 |
| Verbale Reaktion | Orientiert | 5 |
| | Verwirrt, desorientiert | 4 |
| | Unzusammenhängende Worte | 3 |
| | Unverständliche Laute | 2 |
| | Keine verbale Reaktion | 1 |

**Tab. L33.2** *(Forts.)*

| Funktion | (Beste) Reaktion des Patienten | Bewertung [Punkte] |
|---|---|---|
| Motorische Reaktion auf Schmerzreize | Befolgen von Aufforderungen | 6 |
| | Gezielte Schmerzabwehr | 5 |
| | Ungezielte Schmerzabwehr (sogenannte Massenbewegungen) | 4 |
| | Beugesynergien (Beugehaltung) | 3 |
| | Strecksynergien (Streckhaltung) | 2 |
| | Keine motorische Reaktion | 1 |

Aufgabe 33.8

Die Überschriften/Kategorien in dieser Aufgabe sind lediglich als Hilfe gedacht – es kann auch eine eigene Reihenfolge erstellt werden.
**Material und Labor:** Alles zur Hautdesinfektion und Lokalanästhesie; evtl. Utensilien zur Hautrasur; mehrere Lumbalpunktionskanülen mit unterschiedlichem Durchmesser und Länge; sterile Handschuhe; sterile Unterlage; 3–5 beschriftete (sterile) Liquorröhrchen; sterile Tupfer; Verbandsmaterial; evtl. ein graduiertes Steigrohr nach Queckenstedt mit Ansatz für die Liquordruckmessung; ggf. alles für einen Eiweißschnelltest (z. B. Reagenzglas und *Pandy-Reagenz*) und einen Blutzucker-Stix.
Für viele Erkrankungen ist die gleichzeitige Bestimmung von Albumin, IgG und verschiedenen Antikörpern im Blutserum erforderlich, dann Richten der entsprechenden Materialien; Prüfen, ob aktuelle Blutgerinnungswerte des Patienten vorliegen.
**Information des Patienten:** Sicherstellen, dass der Patient vom Arzt aufgeklärt wurde und – je nach Klinik verschieden – eine Einverständniserklärung unterschrieben hat.
**Sonstiges:** auf Ängste des Patienten eingehen. Die Angst vieler Patienten vor einer Rückenmarkverletzung durch die Lumbalpunktion ist bei fachgerechter Durchführung unbegründet, da das Rückenmark beim Erwachsenen bereits auf Höhe der Bandscheibe zwischen erstem und zweitem Lendenwirbelkörper endet und der Arzt zur Punktion weiter unten einsticht. Evtl. noch einmal die einzelnen Schritte der Punktion durchgehen, dabei besonders betonen, wie der Patient selbst helfen kann, indem er den Rücken so weit wie möglich krümmt und möglichst ruhig liegen bleibt.

Aufgabe 33.9

Hypertonie, Diabetes mellitus, Rauchen, Fettstoffwechselstörungen, Ovulationshemmer („Pille"). Der wichtigste Risikofaktor für einen Schlaganfall durch Gehirnblutung ist die arterielle Hypertonie.

# Kapitel 34

Aufgabe 34.1

**Psyche** = Gesamtheit des Erlebens, Denkens, Fühlens und Wollens eines Menschen
**Psychologie** = Lehre vom (normalen) Erleben und Verhalten des Menschen
**Psychiatrie** = Fachgebiet der Medizin, das sich mit Prophylaxe, Diagnose und Therapie psychischer Erkrankungen einschließlich der Rehabilitation des psychisch Kranken befasst
**Psychotherapie** = Systematische Behandlung von körperlichen bzw. seelischen Störungen mit Mitteln der Kommunikation, also mit Therapiemethoden, bei denen Gespräche, Rollenspiele, Entspannungs- und suggestive Techniken sowie Einübung neuer Verhaltensweisen therapeutische Mittel sind
**Psychosomatik** = Fachgebiet der Medizin, das sich mit den Wechselwirkungen zwischen Körper und Seele befasst und als zentrale Behandlungsmethode die Psychotherapie anwendet

Aufgabe 34.2

- Psychische und soziale Stabilisierung der Patienten
- Unterstützung bei der Bewältigung von Krisen
- Wiedereingliederung in die gewohnte Lebenswelt des Patienten
- Erhaltung oder Verbesserung der Lebensqualität des psychisch Kranken

Aufgabe 34.3

- Aufgeschlossenheit, Gesprächsbereitschaft, Ansprechbarkeit
- Auffällige Vorstellungen (z. B. Äußerung über Stimmenhören) und auffälliges Verhalten
- Mimik, Gestik, Sprache und Körperhaltung
- Körperpflege und Kleidung
- Stimmungsschwankungen im Tagesverlauf
- Umgang mit der Erkrankung, Krankheitseinsicht
- Soziale Fähigkeiten wie Pünktlichkeit und Ordnung
- Gestaltung des „Privatbereichs" (Nachttisch, Schrank)
- Integration in die Stations- und Zimmergemeinschaft
- Verhalten bei Besuchen

- Freizeitverhalten und Beschäftigung
- Wirkung und Nebenwirkungen der Arzneimittel

### Aufgabe 34.4

Beobachtungen der einzelnen Mitarbeiter werden laufend reflektiert und mit den Beobachtungen der Kollegen verglichen. Berufsgruppenübergreifende Teambesprechungen und Übergaben nehmen in der Psychiatrie breiten Raum ein. Gemeinsam werden die Beobachtungen zu einem zutreffenderen Bild des Patienten geformt. Auch die Interpretation der Beobachtungen wird am besten gemeinsam geleistet.

### Aufgabe 34.5

- Frustrationen, z. B. Änderung der Ausgangsregelung
- Zwang, z. B. die vom Patienten verweigerte und trotzdem durchgeführte Injektion
- Mangel an Zuwendung und Aufmerksamkeit, die der Patient durch aggressives Verhalten erlangen möchte (negative Kontaktaufnahme)
- Bestrebungen des Patienten, unbedingt seine Wünsche durchzusetzen
- Krankheitsbedingte Erregungszustände, Verlust der Impulskontrolle
- Angst, z. B. wenn sich der Patient im Wahn vom Personal bedroht fühlt

### Aufgabe 34.6

**Formale Denkstörungen** sind Störungen des Gedankengangs. Bei Verdacht auf eine formale Denkstörung achtet der Untersucher besonders darauf, wie der Patient auf Fragen eingeht, ob er beim Thema bleiben kann und ob ihm das Nachdenken sichtlich Mühe macht. Für detaillierte Beschreibungen und Beispiele ➤ PH Tab. 34.13.

Von **inhaltlichen Denkstörungen** spricht man, wenn die Urteilsfähigkeit des Patienten beeinträchtigt ist und sich das Denken offensichtlich mit veränderten, für Außenstehende nicht nachvollziehbaren Inhalten beschäftigt. Diese Störung liegt beim Wahn vor.

### Aufgabe 34.7

- Gedankenlautwerden, -eingebung, -entzug, -ausbreitung
- Kontroll- oder Beeinflussungswahn; Gefühl, dass Körperbewegungen, Gedanken, Tätigkeiten oder Empfindungen gemacht werden; Wahnwahrnehmungen
- Kommentierende oder dialogische Stimmen
- Anhaltender, kulturell unangemessener oder völlig unrealistischer Wahn
- Anhaltende Halluzinationen jeder Sinnesmodalität
- Gedankenabreißen oder -einschiebungen in den Gedankenfluss
- Katatone Symptome
- Negative Symptome

### Aufgabe 34.8

- Antriebssteigerung durch Arzneimittel bei weiter bestehender depressiver Verstimmung
- Plötzliche, unerklärliche Ruhe und Freude (Erleichterung durch den Entschluss, sogenannte **präsuizidale Aufhellung**)
- Schreiben eines Testamentes
- Verschenken von Sachen
- Sammeln von Arzneimitteln
- Heftige Schuldvorwürfe oder Schuldwahn
- Aussagen über Sinnlosigkeit des Lebens
- Reden über Tod und Suizid, besonders bei Angabe konkreter Vorstellungen und Pläne
- Bericht über drängende Impulse, sich umzubringen
- Angabe von **imperativen** *(befehlenden)* **Stimmen,** die den Suizid befehlen

Jede Beobachtung, die auf akute Suizidgefahr hinweist, muss sofort an das Team und an den behandelnden Arzt weitergegeben werden.